La enfermera

en Neurología

LA GUÍA COMPLETA

ALEXANDRE CAREWELL

Índice

« *Cada acción, cada movimiento, incluso el pensamiento más elemental, es un prodigio en sí mismo. Es el resultado de la extraordinaria sincronización de miles de millones de neuronas.* »

Capítulo 1

INTRODUCCIÓN A LA NEUROLOGÍA

Breve historia de la neurología

La neurología, esa fascinante disciplina médica que se ocupa del estudio del sistema nervioso, ha recorrido un largo y complejo camino a través de los tiempos para llegar a la comprensión actual de los misterios del cerebro y los nervios. Sumerjámonos en esta historia, que es mucho más que una simple cronología de acontecimientos, ya que refleja la evolución de nuestra comprensión de nosotros mismos.

En la antigüedad, los egipcios, griegos y romanos sentaron las bases de lo que se convertiría en la neurología. Los egipcios, por ejemplo, ya tenían conocimientos anatómicos avanzados, como atestigua el famoso papiro de Edwin Smith, en el que se mencionan observaciones de lesiones cerebrales traumáticas. Sin embargo, fue Hipócrates, el padre de la medicina, quien afirmó en el siglo V a.C. que era el cerebro, y no el corazón, la sede de nuestras emociones y pensamientos. ¡Una idea revolucionaria en aquella época!

A lo largo de los siglos, con la llegada del Renacimiento, el estudio del sistema nervioso se fue perfeccionando gracias a pioneros como Leonardo da Vinci, que realizó detallados esbozos del cerebro humano. Sin embargo, fue en el siglo XVII, con los trabajos de Thomas Willis, a menudo denominado el "padre de la neurología", cuando la disciplina despegó realmente. Willis no sólo identificó y dio nombre a varias estructuras cerebrales, sino que también sentó las bases de un enfoque clínico del examen neurológico.

La era moderna de la neurología comenzó en serio en el siglo XIX, un periodo de efervescencia científica en el que la tecnología y la curiosidad convergieron para desvelar los secretos del cerebro. Figuras icónicas como Jean-Martin

Charcot y Sir William Gowers no sólo definieron muchas de las enfermedades neurológicas que hoy reconocemos, sino que también sentaron las bases de los principios clínicos y diagnósticos de la neurología moderna.

El siglo XX fue testigo de una revolución en la comprensión y el tratamiento de las enfermedades neurológicas. El descubrimiento de la electroencefalografía, la introducción de la resonancia magnética (RM) y los avances en genética han abierto perspectivas sin precedentes sobre el funcionamiento y la disfunción del sistema nervioso.

Hoy en día, la neurología se encuentra en una encrucijada entre tradición e innovación. Se inspira en su rico pasado, al tiempo que mira decididamente hacia el futuro, con la promesa de terapias génicas, neuroprótesis y otros avances que parecen sacados directamente de una novela de ciencia ficción.

Así pues, lejos de ser una disciplina estática, la neurología es un campo vivo y en constante evolución, que refleja la incesante búsqueda de la humanidad por comprender el órgano más misterioso y complejo de nuestro cuerpo: el cerebro.

Las principales enfermedades neurológicas

Aunque la neurología es una rama especializada de la medicina, abarca un impresionante espectro de enfermedades que afectan al sistema nervioso. Estas afecciones asombrosamente diversas son tan variadas en sus síntomas como en sus orígenes. Comprenderlas es, en cierto sentido, intentar descifrar los enigmas de nuestro cerebro y de todo nuestro sistema nervioso.

El accidente cerebrovascular (ACV) es sin duda uno de los trastornos más conocidos. Se produce cuando se interrumpe el flujo sanguíneo hacia o dentro del cerebro, privando a las neuronas de oxígeno y causando daños, a veces irreversibles. Los principales tipos de ACV son el accidente cerebrovascular isquémico, causado por un coágulo de sangre que obstruye un vaso sanguíneo, y el accidente cerebrovascular hemorrágico, causado por la rotura de un vaso sanguíneo.

La enfermedad de Alzheimer, una forma degenerativa de demencia, se cobra un alto precio en la memoria, el razonamiento y el comportamiento. Se arrastra lentamente, erosionando poco a poco la mente y la personalidad de quienes la padecen. Se caracteriza por la acumulación anormal de proteínas en el cerebro, que forman placas y ovillos.

La esclerosis múltiple es una enfermedad autoinmune en la que el sistema inmunitario ataca la vaina de mielina que rodea las neuronas, interrumpiendo la transmisión de señales eléctricas. Suele progresar en recaídas, con periodos de remisión.

La enfermedad de Parkinson, otro trastorno neurodegenerativo, afecta al movimiento. Está causada por la muerte progresiva de las neuronas productoras de dopamina en el cerebro. Los temblores, la rigidez y la bradicinesia son los principales signos.

La epilepsia hace referencia a una serie de trastornos caracterizados por convulsiones recurrentes. Estas convulsiones están provocadas por una sobreactividad eléctrica repentina en el cerebro. Pueden manifestarse de diversas formas, desde ausencias momentáneas hasta convulsiones violentas.

La migraña, más que un simple dolor de cabeza, es un trastorno neurológico crónico. Se manifiesta en forma de ataques de dolor de cabeza intenso, a menudo acompañados de náuseas, vómitos y una mayor sensibilidad a la luz o al ruido.

Otras afecciones, como **la neuropatía periférica,** la **miastenia grave** y **los tumores cerebrales**, ilustran la diversidad de enfermedades que debe cubrir la neurología. Estas enfermedades, cada una a su manera, son un recordatorio de lo robusto y frágil que puede ser nuestro sistema nervioso al mismo tiempo. También subrayan la importancia de la investigación en curso para comprenderlas mejor y, con suerte, superarlas algún día de una vez por todas.

La importancia de la enfermera de neurología

La enfermera de neurología es una pieza clave, a menudo en primera línea, cuando se trata de los retos únicos que plantean los trastornos del sistema nervioso. Su papel no es simplemente una serie de tareas técnicas, sino que forma parte de una dimensión humana y terapéutica esencial para el cuidado de los pacientes que sufren enfermedades neurológicas.

1. Seguimiento clínico: Los pacientes neurológicos pueden presentar síntomas y signos clínicos sutiles o repentinos, como cambios en la función motora, el habla, la cognición o los sentidos. Gracias a su formación y experiencia, las enfermeras son capaces de detectar estos cambios, a veces imperceptibles para los no iniciados, y alertar a tiempo al equipo médico.

2. Administración del tratamiento: Ya sea administrando fármacos anticonvulsivantes, tratamientos dopaminérgicos

15

o inyecciones intratecales, la enfermera desempeña un papel crucial. No sólo se aseguran de que el tratamiento se administre correctamente, sino que también vigilan los efectos secundarios y la eficacia del tratamiento.

3. Educación y apoyo: Comprender la enfermedad neurológica, sus implicaciones y el tratamiento puede ser una tarea desalentadora para los pacientes y sus familias. La enfermera actúa como puente, ofreciendo explicaciones claras, respondiendo a las preguntas y tranquilizando al paciente.

4. Rehabilitación: En afecciones como la post-ictus o la post-cirugía cerebral, la enfermera trabaja en estrecha colaboración con fisioterapeutas, logopedas y otros profesionales de la rehabilitación para garantizar que el paciente se recupere lo mejor posible.

5. Tratamiento del dolor: Muchas afecciones neurológicas pueden ser dolorosas, desde el dolor neuropático hasta las cefaleas crónicas. Las enfermeras desempeñan un papel esencial a la hora de evaluar este dolor y administrar los tratamientos analgésicos adecuados.

6. Apoyo emocional: Enfrentarse a una enfermedad neurológica puede ser desestabilizador y provocar ansiedad. Las enfermeras ofrecen apoyo emocional, escuchando a los pacientes, tranquilizándoles y ayudándoles a superar este difícil periodo.

7. Colaboración interdisciplinar: En neurología, la atención al paciente es a menudo el resultado de la colaboración entre varios especialistas. La enfermera facilita esta colaboración, asegurando una comunicación fluida y eficaz entre las distintas partes implicadas.

El enfermero de neurología, gracias a su experiencia, compasión y dedicación, es mucho más que un auxiliar médico. Son los guardianes del bienestar de los pacientes, los artífices de su recuperación y testigos diarios de la fortaleza y la resistencia humanas frente a la adversidad neurológica. Su valor es inestimable, lo que les convierte en un pilar esencial de la atención neurológica.

Capítulo 2

EL MEDIO AMBIENTE DEL DEPARTAMENTO DE NEUROLOGÍA

Organización y estructura
un departamento de neurología

El Departamento de Neurología es una entidad compleja que requiere una coordinación y estructuración rigurosas para satisfacer las necesidades específicas de los pacientes con trastornos neurológicos. Cada elemento de esta organización trabaja conjuntamente para proporcionar una atención holística y multidimensional.

1. Áreas de recepción y evaluación:
   - **Unidad de urgencias neurológicas:** Dedicada a tratar urgencias como derrames cerebrales o crisis epilépticas agudas.
   - **Consultas externas:** Para pacientes que requieren un seguimiento regular sin hospitalización.
2. Unidades de atención especializada:
   - **Unidad de apoplejía:** Específicamente para pacientes con apoplejía, con equipos y equipo dedicados.
   - **Unidad de neurología general:** Para una amplia gama de enfermedades neurológicas.
   - **Unidad de trastornos del movimiento: se** centra en enfermedades como el Parkinson.
   - **Unidad de Neuroinmunología:** Para enfermedades como la esclerosis múltiple.
3. Plataformas de diagnóstico:
   - **Laboratorio de neurofisiología:** donde se realizan EEG, EMG y otras pruebas diagnósticas.
   - **Imagen médica:** Ofrece resonancias magnéticas, escáneres y a veces tomografías por emisión de positrones (PET), esenciales para diagnosticar muchas patologías neurológicas.

4. Servicios de reeducación y rehabilitación:
Centrados en la recuperación funcional y la rehabilitación de los pacientes, estos servicios incluyen fisioterapia, logopedia, fisioterapia y muchos otros.

5. Espacios de apoyo y bienestar:
- **Salas de descanso:** Para los pacientes y sus familias.
- **Áreas de asesoramiento:** Para apoyo y orientación psicológica.

6. El equipo médico:
- **Neurólogos:** Los pilotos del departamento, especialistas en enfermedades neurológicas.
- **Enfermeras de neurología:** Dedicadas al cuidado y seguimiento diario de los pacientes.
- **Técnicos de laboratorio:** Para diagnósticos especializados.
- **Auxiliares de cuidados:** Proporcionan cuidados básicos y apoyo.
- Terapeutas ocupacionales, fisioterapeutas y otros especialistas en rehabilitación: esenciales para la recuperación funcional de los pacientes.
- **Neuropsicólogos:** Centrados en los aspectos cognitivos y emocionales de los trastornos neurológicos.
- **Trabajadores sociales:** Ayudan a los pacientes y a sus familias a superar los retos no médicos asociados a la enfermedad.

7. Investigación y desarrollo:
En los centros universitarios y en algunos hospitales existen unidades de investigación dedicadas al estudio de las enfermedades neurológicas, en busca de nuevos tratamientos y enfoques terapéuticos.

La estructura de un departamento de neurología es como una orquesta bien afinada: cada componente, cada individuo tiene su papel específico, pero todos trabajan juntos en armonía por el bienestar y la recuperación de los pacientes. Su objetivo común es proporcionar una atención integral, desde el diagnóstico inicial hasta la rehabilitación, garantizando el mejor resultado posible para cada paciente.

El equipo médico y paramédico : funciones e interacciones

En un departamento de neurología, el equipo médico y paramédico es un grupo heterogéneo de profesionales que, a pesar de tener diferentes habilidades, trabajan juntos para proporcionar una atención óptima al paciente. Comprender el papel de cada miembro y cómo interactúan es esencial para entender la dinámica general del departamento.

1. Neurólogos:
   - **Función:** Son especialistas en trastornos neurológicos. Evalúan, diagnostican, tratan y controlan a los pacientes.
   - **Interacciones:** Colaboran estrechamente con las enfermeras para supervisar la evolución del paciente, con los técnicos de laboratorio para interpretar los resultados de las pruebas y con el equipo de rehabilitación para elaborar planes de cuidados adecuados.
2. Enfermeras de neurología:
   - **Función:** Son responsables de los cuidados cotidianos, el seguimiento clínico, la administración de tratamientos y, a menudo, la educación del paciente.
   - **Interacciones: Las** enfermeras están en constante comunicación con los neurólogos sobre el estado de los pacientes. También trabajan en sinergia con los auxiliares de cuidados y colaboran con los especialistas en rehabilitación.

3. Técnicos de laboratorio:
- **Función:** Realizan pruebas diagnósticas como EEG, EMG, etc.
- **Interacción:** Proporcionan los resultados a los neurólogos para su interpretación y colaboran con las enfermeras en la realización de las pruebas.

4. Auxiliares de cuidados:
- **Función:** Proporcionan cuidados básicos, ayudan con la movilidad, la higiene y la nutrición del paciente.
- **Interacción:** Trabajan bajo la supervisión de enfermeras y están en contacto frecuente con los pacientes y sus familias.

5. Terapeutas ocupacionales, fisioterapeutas y fisioterapeutas:
- **Función:** Ayudan en la rehabilitación y recuperación funcional de los pacientes, trabajando la movilidad, la fuerza, la coordinación o habilidades específicas.
- **Interacción**: Elaboran planes de rehabilitación en colaboración con neurólogos y enfermeras, y proporcionan información periódica sobre los progresos de los pacientes.

6. Neuropsicólogos:
- **Función**: Evalúan y tratan los trastornos cognitivos, emocionales y conductuales asociados a afecciones neurológicas.
- **Interacción:** Comparten sus observaciones con el equipo médico y pueden sugerir intervenciones o adaptaciones específicas.

7. Trabajadores sociales:
- **Función:** Proporcionan apoyo no médico, ayudando a los pacientes y a sus familias a gestionar los aspectos sociales y financieros de la enfermedad.
- **Interacciones:** Trabajan con enfermeras y médicos para garantizar que se tienen en cuenta las necesidades holísticas del paciente.

8. Farmacéuticos:
- **Papel:** Asesoran sobre la medicación y sus efectos secundarios, y controlan las interacciones entre medicamentos.
- **Interacciones:** Trabajan en colaboración con los neurólogos para optimizar el régimen de medicación e informan a las enfermeras sobre la administración de los fármacos.

El equilibrio y la eficacia de este equipo se basan en una comunicación fluida y una comprensión mutua de las funciones y responsabilidades de cada miembro. Cada miembro contribuye al equipo y juntos garantizan que cada paciente reciba una atención integral y personalizada. Esta colaboración interprofesional es la clave del éxito del tratamiento neurológico.

Equipo especializado en neurología

La neurología, como disciplina médica centrada en el diagnóstico, el tratamiento y la investigación de las enfermedades del sistema nervioso, requiere equipos especializados. Estos equipos proporcionan información precisa sobre la anatomía, la fisiología y la patología del sistema nervioso. A continuación le ofrecemos una visión general de los principales equipos utilizados en este campo:

1. Imágenes médicas:
- **Tomografía computarizada (TC):** Utilizada para obtener imágenes detalladas del cerebro y la médula espinal, es esencial para detectar anomalías como tumores, hemorragias o lesiones.
- **Resonancia magnética (RM):** Proporciona imágenes de alta resolución de las estructuras nerviosas y es especialmente útil para visualizar lesiones o

enfermedades desmielinizantes como la esclerosis múltiple.

- **Tomografía por emisión de positrones (PET):** Utilizada en investigación y a veces en la práctica clínica, la PET mide la actividad metabólica del cerebro.

2. Equipo de neurofisiología clínica:

- **Electroencefalograma (EEG):** Mide la actividad eléctrica del cerebro, útil para diagnosticar y controlar afecciones como la epilepsia.
- **Electromiograma (EMG):** Evalúa la actividad eléctrica de los músculos para diagnosticar trastornos neuromusculares.
- **Potenciales evocados:** Miden la respuesta eléctrica del cerebro a estímulos específicos, lo que permite evaluar la función de determinadas vías nerviosas.

3. Equipo de intervención:

- **Microscopios quirúrgicos:** Para intervenciones quirúrgicas delicadas en el sistema nervioso.
- **Estimuladores cerebrales profundos:** Se utilizan para tratar afecciones como la enfermedad de Parkinson.
- **Equipo de trombectomía:** Para eliminar coágulos de sangre en caso de ictus.

4. Equipos de rehabilitación:

- **Cintas de correr con soporte de peso:** Ayudan a los pacientes a recuperar la movilidad tras una lesión neurológica.
- **Robots de rehabilitación:** Se utilizan para rehabilitar extremidades tras un derrame cerebral u otra lesión del sistema nervioso.
- **Equipos de logopedia: Para la** rehabilitación del habla y la deglución.

5. Equipos de vigilancia y cuidados:

- **Monitores de pacientes:** Para la monitorización continua de la actividad cerebral en las unidades de cuidados intensivos.

- **Bombas de fármacos programables:** Para administrar fármacos directamente en el líquido cefalorraquídeo o en otras zonas del cuerpo.

6. Herramientas de búsqueda:

- **Magnetoencefalografía (MEG):** Mide la actividad magnética del cerebro, útil para localizar el origen de la actividad cerebral.

- **Equipo de realidad virtual:** Para estudiar la cognición y la percepción en un entorno controlado.

Cada equipo de neurología, ya sea para el diagnóstico, el tratamiento o la investigación, desempeña un papel vital en el avance de nuestra comprensión del sistema nervioso y en la mejora de la calidad de vida de los pacientes. La tecnología sigue evolucionando, ofreciendo posibilidades cada vez más sofisticadas para estudiar y tratar las enfermedades neurológicas.

Capítulo 3

LAS COMPETENCIAS FUNDAMENTALES DE LA ENFERMERA DE NEUROLOGÍA

Evaluación neurológica : signos y síntomas

La evaluación neurológica es un proceso sistemático diseñado para identificar e interpretar los signos y síntomas asociados a los trastornos del sistema nervioso. Es crucial para realizar un diagnóstico preciso y planificar un tratamiento adecuado. Los signos son las anomalías detectadas durante la exploración física, mientras que los síntomas son las sensaciones y los problemas referidos por el paciente.

1. Entrevista clínica:
Esta es la primera etapa de la evaluación, en la que el paciente (o alguien cercano a él) describe su historial médico, los síntomas actuales, su inicio, duración y evolución, y cualquier otro factor relevante.
- **Síntomas comunes:** Dolor de cabeza, mareos, problemas de visión, debilidad, entumecimiento, temblores, problemas de equilibrio, dificultad para hablar o tragar, problemas de memoria o de comportamiento.

2. Examen físico y neurológico:
- **Evaluación mental:** Pone a prueba la orientación, la memoria, la atención, el cálculo y el razonamiento.
- **Funciones craneales:** Examine las pupilas, los movimientos oculares, la audición, la fuerza y la sensibilidad faciales, el gusto, la deglución y las expresiones faciales.
- **Fuerza muscular:** Compruebe la fuerza de los diferentes grupos musculares de las extremidades.
- **Sensación:** Pruebas de sensación táctil, dolor, temperatura, vibración y propiocepción.
- **Reflejos:** Pruebe los reflejos tendinosos profundos, superficiales y plantares.
- **Coordinación:** Evaluar la capacidad de realizar movimientos alternos rápidos y pruebas de puntería.

- **Caminar:** Observe la forma de andar del paciente, su postura y su capacidad para caminar sobre los talones y las puntas de los pies, girar rápidamente, etc.

3. Signos y síntomas específicos:
  - **Hemiparesia:** Debilidad en un lado del cuerpo.
  - **Afasia:** Dificultad para hablar o comprender el lenguaje.
  - **Ataxia:** Falta de coordinación de los movimientos.
  - **Disartria:** Dificultad para articular palabras.
  - **Disfagia:** Dificultad para tragar.
  - **Nistagmo:** Movimientos involuntarios y rítmicos de los ojos.

4. Pruebas especializadas:

Estas pruebas se realizan en función de los síntomas del paciente y pueden incluir análisis de sangre, estudios de imagen (como resonancia magnética o tomografía computarizada), EEG, EMG y otras pruebas diagnósticas para afinar el diagnóstico.

5. Evaluación de los sistemas asociados:

Puede ser necesario examinar otros sistemas corporales que pueden influir o verse influidos por los trastornos neurológicos, como los sistemas cardiovascular, musculoesquelético o endocrino.

La evaluación neurológica es una combinación de arte médico y ciencia. Requiere un enfoque metódico, una observación cuidadosa y una escucha activa. Los síntomas neurológicos pueden ser a menudo sutiles y variar considerablemente de un paciente a otro. Una evaluación cuidadosa nos permite realizar un diagnóstico preciso, orientar las intervenciones terapéuticas y evaluar la respuesta al tratamiento.

Técnicas de cuidado específicos de neurología

El cuidado de pacientes con trastornos neurológicos es un reto único que requiere habilidades especializadas. Las enfermeras de neurología utilizan una serie de técnicas para garantizar unos cuidados óptimos a estos pacientes. Echemos un vistazo más de cerca a estas técnicas especializadas:

1. Evaluación neurológica continua:
Las enfermeras deben estar capacitadas para realizar exámenes neurológicos específicos, evaluando regularmente el nivel de consciencia, las habilidades motoras, la sensibilidad, los reflejos y la función de los nervios craneales.

2. Manejo intracraneal:
- **Monitorización de la presión intracraneal (PIC):** Implica el uso de dispositivos especializados para medir la PIC en pacientes de riesgo.
- **Técnicas para reducir la PIC:** Posicionamiento, medicación (como los manitoles), hiperventilación controlada y, a veces, cirugía.

3. Gestión de crisis:
- **Monitorización continua con EEG:** Permite la detección precoz y el tratamiento de las convulsiones.
- **Administración de fármacos antiepilépticos:** Asegúrese de que las dosis son adecuadas y controle los efectos secundarios.

4. Gestión de la movilidad:
- **Terapias de rehabilitación:** Implican fisioterapia y terapia ocupacional para ayudar a recuperar la función tras una lesión neurológica.
- **Prevención de las complicaciones de la inmovilidad: como las** úlceras por presión, la

28

neumonía por aspiración y la trombosis venosa profunda.

5. Cuidados respiratorios:

En los pacientes con trastornos neurológicos, es crucial mantener abiertas las vías respiratorias y vigilar la función respiratoria, sobre todo en los que están intubados o tienen problemas para tragar.

6. Gestión de la nutrición:

- **Evaluación de la capacidad de deglución:** Antes de administrar alimentos o líquidos.

- **Uso de técnicas de alimentación especializadas:** como sondas de alimentación o nutrición parenteral, para quienes no pueden tragar.

7. Comunicación adecuada:

El trabajo con pacientes con deficiencias cognitivas o del habla requiere el uso de métodos de comunicación no verbales, ayudas a la comunicación o técnicas de validación.

8. Educación del paciente y la familia:

Es esencial informar a los pacientes y a sus familias sobre la enfermedad, el pronóstico, los tratamientos y las técnicas de autocuidado. Esto puede incluir demostraciones, debates y material escrito.

9. Gestión del dolor y del confort:

- **Evaluación periódica del dolor:** Utilice escalas de dolor adecuadas.

- **Administración de analgésicos:** Según sea necesario y con vigilancia de los efectos secundarios.

- **Técnicas no farmacológicas:** como la relajación, la distracción o la fisioterapia.

10. Prevención de complicaciones secundarias:

Atención proactiva para prevenir infecciones, complicaciones cardiovasculares, trastornos metabólicos y otras complicaciones asociadas a la hospitalización o a la propia enfermedad.

La neurología es un campo complejo que requiere una atención constante y una formación especializada para proporcionar unos cuidados de calidad. Las enfermeras de neurología desempeñan un papel fundamental en el tratamiento de los pacientes, utilizando una combinación de habilidades clínicas, de observación y de comunicación para optimizar los resultados de sus pacientes.

Controlar el dolor y el confort

El tratamiento del dolor ocupa un lugar central en la práctica de la enfermería neurológica. El dolor neurológico, o neuropático, es un dolor complejo resultante de una lesión o enfermedad que afecta al sistema nervioso somatosensorial. Se diferencia del dolor nociceptivo, que está causado por un traumatismo tisular. El tratamiento adecuado de este dolor puede mejorar significativamente la calidad de vida del paciente.

1. Comprender el dolor neurológico:
   - **Características: El** dolor neuropático suele describirse como ardor, punzadas o descargas eléctricas. Puede ser continuo o paroxístico.
   - **Causas comunes:** Neuropatías diabéticas, neuralgia postherpética, dolor post-ictus, neuropatías asociadas al VIH, esclerosis múltiple, lesiones medulares.
2. Evaluación del dolor:
   - **Herramientas de evaluación:** Utilice escalas de dolor estandarizadas, como la escala analógica visual (EAV) o la escala de intensidad numérica.
   - **Evaluación holística: Tener en cuenta** los factores emocionales, sociales y psicológicos que pueden influir en la percepción del dolor por parte del paciente.

3. Enfoques farmacológicos:

- **Antidepresivos tricíclicos (ATC):** Como la amitriptilina, que ha demostrado efectos analgésicos en ciertas neuropatías.
- **Anticonvulsivos: Como la** gabapentina y la pregabalina, que son eficaces contra varias formas de dolor neuropático.
- **Analgésicos:** Pueden utilizarse opiáceos, pero con precaución debido al riesgo de efectos secundarios y dependencia.
- **Parches de lidocaína:** Pueden utilizarse localmente para el dolor localizado.

4. Técnicas no farmacológicas:

- **Estimulación nerviosa eléctrica transcutánea (ENET):** Dispositivo que suministra pequeñas corrientes eléctricas a la piel para aliviar el dolor.
- **Terapias cognitivo-conductuales:** Para ayudar a manejar los componentes psicológicos del dolor.
- **Relajación y biorretroalimentación:** Para ayudar a relajar el cuerpo y reducir la tensión muscular, que puede amplificar el dolor.
- **Acupuntura:** Algunos pacientes encuentran alivio con esta técnica milenaria.

5. Gestión del confort:

- **Postura:** Asegúrese una postura cómoda para reducir la tensión y la presión.
- **Masaje:** Puede ayudar a relajar los músculos y mejorar la circulación.
- **Calor y frío:** Dependiendo del tipo de dolor, las compresas calientes o frías pueden ser beneficiosas.
- **Entorno:** Mantenga un entorno tranquilo, con una iluminación suave y una temperatura ambiente que ayude a la relajación.

6. Educación del paciente:

- **Comprender el dolor:** ayudar a los pacientes a comprender la naturaleza de su dolor.

- **Estrategias de autogestión:** Incluyen técnicas de relajación, modificaciones del estilo de vida y recomendaciones para la actividad física.
- **Efectos secundarios de los fármacos:** educar a los pacientes sobre los posibles efectos secundarios y la importancia de la comunicación para adaptar el tratamiento.

El dolor neurológico puede ser difícil de tratar y gestionar. A menudo se requiere un enfoque multimodal, que combine tratamientos farmacológicos y no farmacológicos. El papel de la enfermera es esencial a la hora de evaluar, tratar y educar a los pacientes, para garantizar un alivio óptimo y mejorar su calidad de vida.

Comunicación con un paciente neurológico

La comunicación es un elemento esencial de la asistencia y puede resultar especialmente compleja cuando se trabaja con pacientes con trastornos neurológicos. Estos pacientes pueden tener déficits cognitivos, del habla o de la comprensión, lo que dificulta la comunicación tradicional. El arte de comunicarse eficazmente con ellos requiere una profunda comprensión, paciencia y estrategias adecuadas.

1. Comprender los retos específicos:
   - **Afasia:** Alteración de la capacidad para hablar o comprender el lenguaje.
   - **Disartria:** Dificultad para articular palabras debido a trastornos musculares.
   - **Cognitivas:** Deterioro de la memoria, la atención o la toma de decisiones.
   - **Sensoriales:** Problemas de audición o visión que dificultan la comunicación.

2. Métodos verbales:
- **Hable despacio:** dé tiempo al paciente para procesar la información.
- **Utilice un lenguaje sencillo:** evite la jerga médica y mantenga las frases cortas.
- **Repetición:** Repita la información esencial para garantizar la comprensión.
- **Preguntas cerradas:** Utilizar preguntas que requieran una respuesta de "sí" o "no" puede resultar más fácil para algunos pacientes.

3. Métodos no verbales:
- **Gestos:** Utilice gestos sencillos para completar o sustituir las palabras.
- **Comunicación pictórica:** Utilización de imágenes, pictogramas o dibujos para facilitar la comprensión.
- **Lectura labial:** Para los pacientes que puedan leer los labios, asegúrese de mirar al paciente cuando le hable.
- **Escritura:** Proporcione una pizarra o tableta para que el paciente escriba en ella.

4. Herramientas tecnológicas:
- **Aplicaciones de comunicación:** Aplicaciones especialmente diseñadas para facilitar la comunicación con pacientes con déficit de habla.
- **Tabletas u ordenadores:** Con el software adecuado para ayudar a la comunicación.

5. Adoptar una actitud de escucha activa:
- **Paciencia:** Dar tiempo al paciente para que responda o se exprese.
- **Retroalimentación no verbal:** Utilice el contacto visual, los asentimientos con la cabeza y las expresiones faciales para demostrar que le escucha y le entiende.
- **Aclaración:** Si no lo entiende, pida amablemente al paciente que se lo repita o se lo explique de otra manera.

6. Implique a los cuidadores informales:
- **Interpretación: Los** familiares o cuidadores a menudo pueden ayudar a interpretar o explicar las necesidades del paciente.
- **Historial médico:** Puede proporcionar información esencial que el paciente no sea capaz de comunicar.

7. Entorno propicio:
- **Reducir el ruido:** Un entorno silencioso facilita la concentración y la comprensión.
- **Iluminación adecuada:** Asegúrese de que haya buena luz para leer los labios o utilizar métodos visuales.

8. Educación y formación:
- **Autoformación:** Comprender las particularidades de los trastornos neurológicos le permite adaptar su comunicación.
- **Formación complementaria:** Participar en cursos o talleres de formación especializada sobre la comunicación con pacientes neurológicos.

La comunicación con un paciente neurológico puede requerir un enfoque diferente, pero sigue siendo un elemento crucial de los cuidados. Al establecer una comunicación eficaz, las enfermeras pueden comprender mejor las necesidades del paciente, establecer un clima de confianza y ofrecer unos cuidados adaptados y humanizados.

Capítulo 4

APOYE LAS PRINCIPALES PATOLOGÍAS NEUROLÓGICAS

Accidente cerebrovascular (ACV)

• Tipos y síntomas

Un accidente cerebrovascular (ACV), comúnmente conocido como "apoplejía", es una emergencia médica resultante de la interrupción del flujo sanguíneo a una parte del cerebro. Esta interrupción puede deberse a una obstrucción (isquemia) o a una hemorragia. Los ictus son acontecimientos graves que pueden provocar daños duraderos o incluso la muerte.

1. Apoplejía isquémica:
   • **Trombótico:** Debido a la formación de un coágulo de sangre (trombo) en una de las arterias que irrigan el cerebro.
   • **Embolia: Un** coágulo u otros restos que circulan por la sangre (émbolo) obstruyen una arteria cerebral. Estos coágulos pueden formarse en otras partes del cuerpo, a menudo en el corazón.

Síntomas:
   • Parálisis o debilidad repentina de la cara, el brazo o la pierna, normalmente en un lado del cuerpo.
   • Problemas de habla o comprensión.
   • Pérdida repentina de visión, sobre todo en un ojo o en un lado del campo visual.
   • Dificultad para caminar, mareos, pérdida de equilibrio o coordinación.
   • Dolores de cabeza repentinos e intensos sin causa conocida.

2. Apoplejía hemorrágica:
   • **Intracerebral:** Cuando los vasos sanguíneos del cerebro se rompen, provocando una hemorragia en el tejido cerebral circundante.
   • **Subaracnoidea:** Hemorragia en el espacio entre el cerebro y las membranas circundantes.

Síntomas:
- Dolores de cabeza repentinos e intensos, a menudo descritos como los "peores dolores de cabeza" de la vida del paciente.
- Náuseas y vómitos.
- Visión borrosa o doble.
- Sensibilidad a la luz.
- Pérdida de conocimiento o confusión.
- <u>Cuello rígido.</u>

3. Ataque isquémico transitorio (AIT):
- A menudo denominado "miniaccidente cerebrovascular", está causado por una interrupción temporal del flujo sanguíneo a una parte del cerebro. Los AIT pueden durar desde unos minutos hasta varias horas, pero por lo general no dejan daños duraderos.

Síntomas:
- Son similares a los de un ictus isquémico, pero son temporales.
- Debilidad repentina o entumecimiento de la cara, el brazo o la pierna.
- Confusión repentina, dificultad para hablar o entender.
- Problemas repentinos para ver o caminar.
- Mareos repentinos o pérdida del equilibrio.

Cuando alguien muestra síntomas de ictus, es esencial actuar con rapidez. Una actuación rápida puede marcar la diferencia entre una recuperación completa y unas secuelas duraderas, incluso mortales. La regla de memoria "FAST" (Face, Arms, Speech, Time) puede ayudarle a reconocer y reaccionar ante un ictus: asimetría de **la cara**, debilidad de **los brazos**, alteración del habla y **tiempo para** pedir ayuda.

• Cuidados de enfermería

El cuidado de los pacientes que han sufrido un ictus es un proceso complejo que requiere un enfoque multidisciplinar. Las enfermeras desempeñan un papel esencial en cada etapa de este proceso, desde el momento en que el paciente ingresa en el hospital hasta que recibe el alta a domicilio o es trasladado a un centro de rehabilitación. He aquí un resumen de las principales responsabilidades e intervenciones de enfermería en el cuidado de los pacientes con apoplejía:

1. Evaluación inicial:
   • Control de las constantes vitales y estabilización.
   • Evaluación neurológica rápida: puntuación de Glasgow, reflejos pupilares, fuerza muscular, etc.
   • Recogida del historial médico y de cualquier medicación, en particular anticoagulantes.
2. Vigilancia continua:
   • Seguimiento regular de los signos neurológicos para detectar cualquier deterioro o mejora.
   • Monitorización de los parámetros vitales: tensión arterial, frecuencia cardiaca, saturación de oxígeno.
   • Comprobación de los resultados de las pruebas (escáner cerebral, análisis de sangre).
3. Manejo de las vías respiratorias:
   • Garantizar que las vías respiratorias permanezcan permeables.
   • Administración de oxígeno si es necesario.
   • Monitorización de la saturación de oxígeno y de cualquier signo de dificultad respiratoria.
4. Gestión de la nutrición y la hidratación:
   • Evaluación de la deglución antes de cualquier ingesta oral para evitar vías falsas.
   • Colocación de una sonda nasogástrica si es necesario.
   • Controlar la ingesta y la eliminación de líquidos, mantener la hidratación.

5. Movilización y prevención de complicaciones:
- Cambios regulares de posición para prevenir las úlceras por presión.
- Movilización precoz con ayuda de fisioterapeutas para reducir la inmovilidad.
- Gestión de la continencia: colocación de protectores urinarios o sondas.

6. Tratamiento del dolor:
- Evaluación periódica del dolor utilizando escalas adecuadas.
- Administración de analgésicos según prescripción.

7. Educación y apoyo:
- Informe a los pacientes y a sus familiares sobre la naturaleza del ictus, sus secuelas y el pronóstico.
- Proporcionar recursos para la rehabilitación y el apoyo domiciliario.
- Anime a los pacientes a participar activamente en su rehabilitación.

8. Preparación para el alta:
- Planificar el regreso a casa o el traslado a un centro de rehabilitación.
- Coordinación con otros profesionales sanitarios: fisioterapeutas, logopedas, terapeutas ocupacionales.
- Garantizar la continuidad de la atención proporcionando recomendaciones y planificando visitas de seguimiento.

Los cuidados de enfermería para los pacientes que han sufrido un ictus requieren un enfoque holístico y centrado en el paciente. Las intervenciones de enfermería tienen como objetivo reducir las complicaciones, promover la recuperación y apoyar al paciente y a su familia durante este difícil periodo. La habilidad, la empatía y la dedicación de las enfermeras son esenciales para garantizar unos cuidados óptimos a estos pacientes.

Epilepsia

• Comprender la epilepsia

La epilepsia es una afección neurológica caracterizada por una predisposición a sufrir crisis epilépticas recurrentes. Estos ataques son el resultado de una actividad eléctrica anormal y excesiva en el cerebro. Aunque la epilepsia es una de las afecciones médicas más antiguas que se conocen, persisten muchos mitos y malentendidos sobre ella. Averigüemos más.

1. ¿Qué es un ataque epiléptico?
Un ataque epiléptico se produce cuando la actividad eléctrica normal del cerebro se interrumpe repentinamente. Esto puede provocar cambios en el comportamiento, la sensibilidad, el movimiento y la conciencia.

2. Clasificación de las convulsiones:
- **Convulsiones focales (o parciales):** Comienzan en una región específica del cerebro. Pueden ser simples (sin pérdida de conciencia) o complejas (con alteración de la conciencia).
- **Convulsiones generalizadas:** Afectan desde el principio a ambos hemisferios cerebrales. Incluyen los siguientes tipos: de ausencia, mioclónicas, tónicas, atónicas, clónicas y tónico-clónicas.

3. Causas de la epilepsia:
- **Origen genético: Las** mutaciones genéticas específicas pueden hacer que una persona sea más susceptible a las convulsiones.
- **Daño cerebral:** Traumatismo, derrame cerebral o infección del cerebro (como la meningitis).
- **Malformaciones cerebrales congénitas:** anomalías en el desarrollo del cerebro antes del nacimiento.
- Trastornos metabólicos o inmunológicos que pueden afectar al cerebro.
- **Factores desconocidos:** En muchos casos, la causa exacta sigue siendo indeterminada.

4. Diagnóstico de la epilepsia:

El diagnóstico se basa en una combinación de pruebas, como la historia clínica, el EEG (electroencefalograma) y, a veces, imágenes cerebrales (resonancia magnética o tomografía computarizada).

5. Tratamiento:

- **Fármacos antiepilépticos (FAE):** Son la piedra angular del tratamiento. Su objetivo es prevenir las convulsiones.
- **Cirugía:** Indicada para determinadas personas cuyas crisis no se controlan con medicación y que tienen localizada una zona del cerebro en el origen de las crisis.
- **Dietas:** La dieta cetogénica, rica en grasas y baja en carbohidratos, ha mostrado efectos beneficiosos en algunos pacientes.
- **Estimulación del nervio vago:** Un enfoque que utiliza un dispositivo implantado para enviar señales eléctricas al cerebro.

6. Vivir con epilepsia:

- Los retos varían de una persona a otra, pero pueden incluir la gestión de los efectos secundarios de la medicación, las restricciones en ciertas actividades y la preocupación por el estigma social.
- La concienciación y la educación son esenciales para ayudar a las personas con epilepsia a llevar una vida plena y activa.

7. Desmitificar y sensibilizar:

- La epilepsia no es contagiosa.
- Un ataque epiléptico no siempre es espectacular con convulsiones; puede manifestarse por una simple ausencia.
- Las personas con epilepsia pueden llevar una vida normal con el tratamiento y el apoyo adecuados.

Comprender la epilepsia es crucial no sólo para las personas que la padecen y sus familias, sino también para la sociedad en su conjunto. Un mejor conocimiento de la afección puede fomentar la empatía, la concienciación y un mejor apoyo a quienes viven con epilepsia.

· **Gestión de crisis**

La gestión de las convulsiones es esencial para garantizar la seguridad del paciente, minimizar las posibles lesiones y proporcionarle el apoyo adecuado. Requiere una comprensión clara de lo que cabe esperar durante una convulsión y qué medidas tomar.

1. Reconocimiento de la crisis:
   · Comprenda las señales de advertencia o "auras" que pueden experimentar algunas personas.
   · Identifique los diferentes tipos de crisis para poder intervenir adecuadamente.
2. Anteponer la seguridad:
   · Aleje al paciente de cualquier peligro potencial (objetos afilados, esquinas duras, escaleras).
   · Coloque al paciente en posición lateral de seguridad para evitar la aspiración de secreciones y facilitar la respiración.
   · Protéjase la cabeza con un cojín o una chaqueta para evitar traumatismos.
   · No intente sujetar al paciente ni limitar sus movimientos.
   · No introduzca nada en la boca del paciente.
3. Vigilancia:
   · Anote la duración de la convulsión. Si una convulsión dura más de 5 minutos o si se produce una segunda convulsión inmediatamente después de la primera, se requiere asistencia médica de urgencia.
   · Observe las características de la convulsión para informar al personal médico: tipo de movimientos, duración, pérdida de conocimiento, mordedura de la lengua, etc.

4. Después de la crisis:
- Mantenga al paciente en posición lateral de seguridad hasta que se recupere.
- Sea tranquilizador y mantenga la calma cuando la persona vuelva en sí; puede estar desorientada o confusa.
- Evite dar comida o bebida hasta que la persona se haya recuperado totalmente.
- Informe al paciente de lo ocurrido de forma clara y sencilla.

5. Preparación:
- Si está en contacto habitual con alguien que padece epilepsia, tenga siempre a mano un plan de crisis.
- Esté al tanto de cualquier medicación de emergencia que la persona pueda necesitar.

6. Educación:
- Asegúrese de que los familiares, profesores, compañeros y amigos de la persona con epilepsia conozcan los primeros auxilios en caso de convulsión.
- Pregunte a la persona con epilepsia o a su familia si hay alguna medida específica que deban tomar.

7. Cuándo consultar inmediatamente:
- Si la convulsión dura más de 5 minutos.
- Si empieza otra crisis poco después de la primera.
- Si la persona no recupera la consciencia tras la convulsión.
- Si la persona se lesiona durante el ataque.
- Si la persona tiene una dificultad respiratoria persistente después del ataque.

La gestión de las crisis epilépticas requiere calma, rapidez en la toma de decisiones y una atención cuidadosa. Con los conocimientos y la preparación adecuados, los riesgos asociados a una crisis epiléptica pueden reducirse significativamente, garantizando la seguridad y el bienestar del paciente.

Enfermedades degenerativas
(por ejemplo, Parkinson, Alzheimer)

• Características y retos

Las enfermedades degenerativas se caracterizan por un deterioro progresivo de las estructuras o funciones de células, tejidos u órganos. Estas enfermedades, que afectan principalmente al sistema nervioso, representan un gran reto para los pacientes, sus familias y los profesionales sanitarios.

1. Características de las enfermedades degenerativas:
   • **Progresión lenta pero constante:** Aunque el ritmo de progresión varía de una enfermedad a otra, el deterioro suele ser inexorable.
   • **Daños neurológicos:** Estas enfermedades suelen afectar al sistema nervioso, lo que puede provocar síntomas motores, cognitivos, sensoriales o de comportamiento.
   • **Origen multifactorial:** Pueden ser el resultado de una combinación de factores genéticos, ambientales y metabólicos.
2. Ejemplos de enfermedades degenerativas:
   • **Enfermedad de Alzheimer:** Se caracteriza por una pérdida progresiva de la memoria y de otras funciones cognitivas.
   • **Enfermedad de Parkinson:** Se manifiesta principalmente por temblores, rigidez muscular y bradicinesia.
   • **Esclerosis lateral amiotrófica (ELA):** Enfermedad que afecta a las neuronas motoras, provocando una parálisis progresiva.

3. Desafíos planteados por las enfermedades degenerativas:

- **Diagnóstico precoz:** Muchas de estas enfermedades no presentan signos específicos al inicio, lo que dificulta su diagnóstico precoz.
- **Tratamiento:** Hasta la fecha, no suele haber cura para estas enfermedades, sólo tratamientos sintomáticos.
- **Carga emocional:** La inevitable progresión de la enfermedad puede ser devastadora para los pacientes y sus familias.
- **Necesidades de cuidados:** A medida que la enfermedad progresa, el paciente puede requerir una mayor asistencia, que puede ir desde la ayuda a domicilio hasta el ingreso en instituciones especializadas.
- **Coste económico:** El coste de la atención y el tratamiento puede ser elevado, lo que supone una carga para los sistemas sanitarios y las familias.
- **Investigación: Aunque se han producido** avances, la investigación de estas enfermedades es compleja y requiere recursos y colaboración multidisciplinares.
- **Sensibilización: Existe una** necesidad constante de educar al público y a los profesionales sanitarios sobre estas enfermedades, sus síntomas y las mejores prácticas de gestión.

4. Atención integral:

- **Enfoque multidisciplinar: La** atención óptima del paciente requiere a menudo la participación de neurólogos, fisioterapeutas, logopedas y trabajadores sociales, entre otros.
- **Apoyo psicológico: El** apoyo psicológico es esencial para los pacientes y sus familias, dados los retos emocionales que imponen estas enfermedades.
- **Rehabilitación: Los** programas de rehabilitación pueden ayudar a mantener la independencia del paciente el mayor tiempo posible.

Las enfermedades degenerativas, con su inexorable progresión y su profundo impacto en la vida cotidiana, representan un reto colosal. Sin embargo, gracias a la innovación médica, la investigación y la atención multidisciplinar, es posible mejorar significativamente la calidad de vida de los pacientes.

• Apoyo y cuidados específicos

Los pacientes que padecen enfermedades degenerativas requieren una atención especial y cuidados adaptados a su estado. La naturaleza progresiva de estas enfermedades requiere un enfoque proactivo, que combine la atención médica, la rehabilitación y el apoyo psicosocial.

1. Evaluación completa:
   * **Evaluación médica:** Para determinar el estadio de la enfermedad, identificar cualquier complicación y adaptar el tratamiento.
   * **Evaluación funcional:** Para evaluar las capacidades y limitaciones del paciente en las actividades de la vida diaria.
   * **Evaluación psicológica:** Para identificar síntomas como la depresión, la ansiedad u otros trastornos del estado de ánimo.
2. Intervenciones terapéuticas:
   * **Medicación:** La medicación puede ayudar a controlar algunos síntomas, aunque su eficacia varía de una persona a otra.
   * **Fisioterapia:** Para mantener la movilidad, fortalecer los músculos y prevenir contracturas.
   * **Terapia ocupacional:** Para ayudar a los pacientes a adaptar sus actividades diarias y mantener su independencia el mayor tiempo posible.
   * **Logopedia: Especialmente** para pacientes con dificultades para hablar o tragar.

3. Apoyo psicosocial:
- **Terapia individual:** para ayudar al paciente a gestionar el estrés, la ansiedad y las emociones relacionadas con la enfermedad.
- **Grupos de apoyo:** Proporcionan un espacio en el que los pacientes y sus familias pueden compartir sus experiencias y obtener apoyo mutuo.
- **Asesoramiento familiar:** Para ayudar a los familiares a comprender la enfermedad, gestionar el estrés asociado y proporcionar los mejores cuidados posibles.

4. Adaptaciones del hogar:
- **Ayudas técnicas: como** sillas de ruedas, camas médicas, barras de apoyo y otros dispositivos para facilitar la movilidad.
- **Modificaciones en el hogar:** Hacer la casa accesible, como instalar rampas, ensanchar las puertas o modificar los cuartos de baño.

5. Apoyo a la comunicación:
- **Dispositivos de asistencia:** Para pacientes con dificultades de habla, como sintetizadores de voz.
- **Terapia de comunicación:** Desarrollar estrategias y habilidades para compensar la pérdida de las funciones verbales.

6. Planificación a largo plazo:
- **Cuidados paliativos:** Para controlar el dolor y otros síntomas molestos, y proporcionar apoyo emocional y espiritual.
- **Directivas anticipadas:** animar a los pacientes a expresar sus deseos sobre futuros cuidados, reanimación u otras intervenciones médicas.

7. Educación y formación:
- **Para los pacientes:** ayudarles a comprender su enfermedad, los tratamientos disponibles y cómo controlar sus síntomas.

- **Para familiares y cuidadores:** Proporcionar herramientas y estrategias para atender eficazmente al paciente preservando su propio bienestar.

El cuidado de los pacientes con enfermedades degenerativas requiere un enfoque holístico que va más allá del simple tratamiento médico. Requiere una estrecha colaboración entre los pacientes, sus familias, los profesionales sanitarios y otras partes interesadas para garantizar una calidad de vida óptima a pesar de la progresión de la enfermedad.

Capítulo 5

SITUACIONES DE EMERGENCIA EN NEUROLOGÍA

Reconocer una emergencia neurológica

Uno de los aspectos fundamentales del papel de la enfermera de neurología es la capacidad de identificar rápidamente una urgencia neurológica. Estas urgencias, si no se tratan de inmediato, pueden provocar daños permanentes en el cerebro o en otras partes del sistema nervioso. He aquí los signos, síntomas y afecciones que requieren una intervención inmediata:

1. Signos de un derrame cerebral:
Conocido por las siglas "FAST":
- **F (Cara)** : Asimetría de la cara, por ejemplo, si un lado de la cara se hunde cuando se pide a la persona que sonría.
- **A (Brazos)**: Debilidad o entumecimiento en un brazo. Si un brazo cae cuando se pide a la persona que levante ambos brazos, es una señal de alarma.
- **S (Habla)**: Dificultad para hablar o habla ininteligible.
- **T (Tiempo)**: Es crucial actuar con rapidez en caso de sospecha de ictus.

2. Crisis epiléptica prolongada:
Cualquier convulsión que dure más de 5 minutos o convulsiones consecutivas sin recuperar la consciencia entre ellas.

3. Traumatismo craneal:
Especialmente si se asocia a pérdida de conocimiento, vómitos, dolores de cabeza intensos o un cambio de comportamiento.

4. Aumento repentino o grave de la presión intracraneal:
Síntomas como dolores de cabeza intensos, náuseas, vómitos, disminución de la consciencia o un cambio en el tamaño o la reactividad de las pupilas.

5. Meningitis:

Los síntomas incluyen fiebre, rigidez de cuello, fotofobia (sensibilidad a la luz), dolores de cabeza **intensos y, a veces, erupciones cutáneas.**

6. Síndrome de Guillain-Barré:

Parálisis ascendente que suele comenzar en los pies y las piernas y se desplaza hacia arriba, asociada a entumecimiento o debilidad.

7. Compresión de la médula espinal:

Puede manifestarse como debilidad repentina, parálisis, pérdida de sensibilidad o problemas de vejiga o intestino.

8. Visión deficiente:

La pérdida repentina de visión, la visión doble o el dolor ocular intenso pueden indicar afecciones como la neuritis óptica o el glaucoma agudo.

9. Migraña severa:

Especialmente si difiere de episodios anteriores o se acompaña de síntomas neurológicos focales.

10. Alteración repentina de la conciencia:

Esto puede deberse a diversas causas, desde una hipoglucemia (bajo nivel de azúcar en sangre) hasta un tumor cerebral.

Cada segundo cuenta en neurología. Si un paciente presenta alguno de los síntomas o signos anteriores, es esencial buscar atención médica inmediata. Las enfermeras de neurología suelen ser las primeras en reconocer estos signos e iniciar una intervención rápida, desempeñando un papel vital para limitar los posibles daños y maximizar los resultados del paciente.

Intervención de enfermería en caso de emergencia

Las urgencias neurológicas pueden producirse en cualquier momento y requieren una respuesta rápida, estructurada y coordinada de los profesionales sanitarios, incluidos los enfermeros. Estas delicadas situaciones requieren no sólo habilidades clínicas sino también la capacidad de gestionar el estrés y comunicarse eficazmente con el equipo médico y la familia del paciente. He aquí una visión general de la intervención de enfermería en las urgencias neurológicas:

1. Evaluación inicial:
   - **ABC (Vía aérea, Respiración, Circulación):** Asegúrese de que las vías respiratorias están despejadas, compruebe la respiración y la circulación.
   - **Medición de las constantes vitales:** frecuencia cardiaca, tensión arterial, frecuencia respiratoria, saturación de oxígeno.
   - **Nivel de consciencia:** Uso de la escala de Glasgow para evaluar el nivel de consciencia.
   - **Examen neurológico rápido:** reactividad pupilar, movimientos de las extremidades, respuesta a los estímulos.
2. Alerta y comunicación:
   - Informe inmediatamente al médico o al equipo de emergencias del estado del paciente.
   - Utilice métodos de comunicación eficaces como el SBAR (Situación, Antecedentes, Evaluación, Recomendación) para transmitir información clara y precisa.
3. Estabilización del paciente:
   - Coloque al paciente de forma segura, por ejemplo en posición decúbito lateral en caso de crisis epiléptica.

- Garantice una oxigenación adecuada, en particular administrando oxígeno si es necesario.
- Prepare el equipo necesario para la intubación u otras intervenciones urgentes.

4. Seguimiento continuo:
   - Control regular de las constantes vitales y del estado neurológico.
   - Vigile la aparición de complicaciones como edema cerebral, hernia, hipoxia, etc.
   - Documente todos los cambios e intervenciones.

5. Medicación:
   - Administre rápidamente los medicamentos prescritos en situaciones de emergencia, como los anticonvulsivos en caso de ataque epiléptico.
   - Prepare vías de administración, como una vía venosa periférica.

6. Apoyo emocional:
   - Tranquilice al paciente, aunque esté inconsciente. El tacto, las palabras y la presencia pueden ser calmantes.
   - Informe y apoye a la familia, explicándole la situación y las medidas adoptadas.

7. Preparación para exámenes o intervenciones:
   - Preparar a los pacientes para pruebas diagnósticas como resonancias magnéticas, tomografías computarizadas, punciones lumbares, etc.
   - Ayudar al equipo médico durante procedimientos como la inserción de un catéter de drenaje ventricular.

8. Educación:
   - Una vez estabilizada la situación, eduque al paciente y a su familia sobre lo que ha ocurrido, las posibles causas y los pasos a seguir.

9. Reunión informativa posterior a la emergencia:
   - Discutir los acontecimientos con el equipo, analizar la respuesta de emergencia e identificar las áreas de mejora.

Intervenir en emergencias neurológicas requiere agudeza, rapidez de juicio y capacidad para trabajar en equipo. Los enfermeros desempeñan un papel crucial en el reconocimiento precoz de los signos de emergencia, iniciando la intervención, estabilizando al paciente y proporcionando apoyo emocional a los pacientes y sus familias.

Trabajar con el equipo médico

En neurología, es esencial un enfoque multidisciplinar. Los pacientes neurológicos pueden presentar una serie de síntomas complejos que requieren la experiencia de diversos profesionales sanitarios. La enfermera de neurología es un eslabón esencial de este equipo. A continuación le mostramos cómo trabajan las enfermeras con el equipo médico de neurología:

1. La enfermera y el neurólogo:
   - **Comunicación continua**: La enfermera comunica al neurólogo las observaciones diarias, los cambios en el estado del paciente y las respuestas al tratamiento.
   - **Planificación de los cuidados**: Las enfermeras desempeñan un papel activo en la creación y aplicación del plan de cuidados, teniendo en cuenta las recomendaciones del neurólogo.
2. Colaboración con el neurocirujano:
   - **Preparación preoperatoria**: La enfermera prepara al paciente para la cirugía, se asegura de que se realicen todas las pruebas necesarias e informa al paciente sobre lo que puede esperar.
   - **Cuidados postoperatorios**: Tras la intervención, la enfermera vigila de cerca al paciente para detectar cualquier complicación y se asegura de que el dolor esté bien controlado.

3. Trabaje con el neuropsicólogo:
- Los neuropsicólogos evalúan y tratan los déficits cognitivos. La enfermera puede proporcionar información valiosa sobre el comportamiento diario del paciente, sus retos y sus progresos.

4. Interacción con fisioterapeutas y terapeutas ocupacionales:
- Estos terapeutas trabajan la movilidad, la fuerza y las actividades cotidianas. La enfermera se coordina con ellos para asegurarse de que el paciente está preparado para la terapia y para discutir cualquier progreso o problema que se presente.

5. Colaboración con logopedas:
- En el caso de los pacientes con dificultades para hablar o tragar, la enfermera colabora con el logopeda, compartiendo observaciones y aplicando las recomendaciones de seguridad alimentaria.

6. Coordinación con trabajadores sociales y psicólogos:
- Estos profesionales ayudan a los pacientes y a sus familias a gestionar el estrés emocional, a planificar el alta y a acceder a los recursos. La enfermera les informa de las necesidades psicosociales del paciente y su familia.

7. Comunicación con los técnicos de radiología y de laboratorio:
- La enfermera se asegura de que los pacientes estén preparados para los exámenes, de que las muestras se tomen y transmitan correctamente y de que los resultados se comuniquen al equipo adecuado.

8. Discusiones con farmacéuticos:
- La enfermera comenta con los farmacéuticos los regímenes de medicación de los pacientes, las posibles interacciones y los efectos secundarios para garantizar un uso seguro y eficaz de los medicamentos.

La neurología es un campo en el que la complejidad de los casos exige una estrecha colaboración entre distintos profesionales. La enfermera, como eje de los cuidados, desempeña un papel central en la coordinación y la comunicación dentro de este equipo. Esta colaboración garantiza una atención integral e individualizada al paciente, optimizando los resultados y mejorando la calidad de los cuidados.

Capítulo 6

DESAFÍOS EMOCIONALES Y PSICOLÓGICO

Comprender las repercusiones psicológicas de los trastornos neurológicos

Las afecciones neurológicas no se limitan a los síntomas físicos y cognitivos. A menudo tienen un profundo impacto en la salud mental y emocional de los pacientes. Comprender y abordar estas repercusiones psicológicas es esencial para proporcionar una atención holística. He aquí una visión detallada de estas consecuencias y de cómo gestionarlas.

1. Aceptación del diagnóstico:
   - **Shock y negación**: El diagnóstico inicial de una afección neurológica puede ser abrumador, lo que conduce a una negación inicial.
   - **Ira y frustración**: Con la toma de conciencia, a menudo surgen la ira y la frustración, vinculadas a la pregunta "¿Por qué yo?
   - **Negociación**: Algunas personas pueden intentar "negociar" su salud, con la esperanza de obtener un respiro o una cura.
   - **Depresión**: La tristeza, la desesperación y la sensación de aislamiento pueden surgir al comprender el alcance y la cronicidad de la enfermedad.
   - **Aceptación**: Con tiempo y apoyo, muchos pacientes llegan a aceptar su enfermedad, aunque no se trata de un proceso lineal.
2. Gestión de identidades modificada:
   - **Pérdida de independencia**: Las limitaciones físicas o cognitivas pueden dificultar la realización de las tareas cotidianas, repercutiendo en la autonomía del paciente.

- **Modificación de roles**: Los pacientes pueden sentir que ya no pueden desempeñar su papel anterior como padre, pareja o profesional.
- **Autoestima**: El aumento de la dependencia puede provocar una baja autoestima y sentimientos de inutilidad.

3. Impacto en las relaciones:
- **Aislamiento social: Los** problemas de comunicación, la movilidad reducida o el miedo a pasar vergüenza pueden provocar un retraimiento social.
- **Tensión en las relaciones**: Los cuidadores y los miembros de la familia también pueden sufrir estrés, lo que provoca tensión en las relaciones.

4. Ansiedad y depresión:
- **Miedo a la progresión**: La incertidumbre sobre el curso de la enfermedad puede ser una fuente constante de ansiedad.
- **Síntomas somáticos**: La depresión también puede manifestarse a través de síntomas físicos, como cefaleas o dolores, lo que complica aún más el cuadro clínico.

5. Cuestiones cognitivas y emocionales:
- **Frustración cognitiva**: La dificultad para concentrarse, recordar o procesar información puede ser una fuente de frustración.
- **Labilidad emocional**: Ciertas afecciones neurológicas pueden causar rápidas fluctuaciones en el estado de ánimo o respuestas emocionales inapropiadas.

Gestión y apoyo:
- **Terapia**: La psicoterapia puede ayudar a los pacientes a afrontar sus emociones, desarrollar estrategias de afrontamiento y mejorar su calidad de vida.

- **Grupos de** apoyo: Los grupos de apoyo proporcionan una plataforma para compartir experiencias y obtener asesoramiento.
- **Medicación**: En algunos casos, la medicación para tratar la ansiedad o la depresión puede ser beneficiosa.
- **Educación**: Comprender la enfermedad puede ayudar a reducir la ansiedad y hacerle sentir que tiene más control.

Las afecciones neurológicas tienen un profundo impacto no sólo en el cuerpo sino también en la mente. Como cuidadores, es crucial reconocer estas repercusiones psicológicas y ofrecer el apoyo adecuado, garantizando así que los pacientes reciban una atención integral.

La importancia de la escucha activa

La escucha activa es una habilidad esencial para cualquier profesional sanitario. En neurología, donde los pacientes pueden enfrentarse a problemas de comunicación o a profundos trastornos en sus vidas, esta habilidad resulta aún más crucial. Profundicemos en la importancia de la escucha activa en este campo concreto.

1. Humanizar los cuidados:
   - **Reconocimiento del individuo**: Más allá de su diagnóstico, cada paciente es una persona con una historia, unas emociones y unas preocupaciones. La escucha activa ayuda a reconocer y validar esta individualidad.
   - **Dignidad y respeto**: Al tomarse el tiempo de escuchar atentamente, la enfermera confiere al paciente la dignidad y el respeto esenciales para una relación terapéutica de calidad.

2. Mejora de la comprensión clínica:
- **Detalles matizados**: Al escuchar activamente, la enfermera puede captar matices o detalles que podrían pasarse por alto en una comunicación unidireccional.
- **Evaluación exhaustiva**: Los síntomas neurológicos pueden ser sutiles o complejos. La escucha activa proporciona una imagen completa de los retos del paciente.

3. Facilitar la comunicación:
- **Fomentar la expresión**: Los pacientes con afecciones neurológicas pueden tener dificultades para comunicarse. La escucha activa anima a los pacientes a expresarse sabiendo que se les escucha.
- **Aclaración**: reflexionando y haciendo preguntas, la enfermera puede aclarar y confirmar la comprensión de la información compartida.

4. Establecer la confianza:
- **Seguridad emocional: Es** más probable que los pacientes compartan sus preocupaciones o miedos profundos si se sienten escuchados y validados.
- **Relación terapéutica**: La confianza mutua es esencial para una relación eficaz entre el cuidador y el paciente. La escucha activa sienta las bases de esta confianza.

5. Gestión de las emociones:
- **Consuelo**: Para muchos pacientes, el simple hecho de ser escuchados puede ofrecer un gran consuelo ante la ansiedad o la angustia.
- **Defensa del paciente**: Al comprender en profundidad las preocupaciones y necesidades del paciente, la enfermera está mejor preparada para abogar por intervenciones o cuidados adecuados.

6. Educación y asesoramiento:
- **Identificar las necesidades de información**: Escuchando activamente, la enfermera puede

identificar las áreas en las que el paciente necesita más información o aclaraciones.

- **Orientación específica**: El asesoramiento o la educación pueden adaptarse a las preocupaciones concretas del paciente, lo que hace que la orientación sea más pertinente y eficaz.

La escucha activa no es sólo una habilidad comunicativa; es fundamental para prestar una atención de calidad. En neurología, donde los retos son múltiples y complejos, tomarse el tiempo necesario para escuchar de verdad puede marcar la diferencia en la vida de un paciente.

Gestionar el estrés y el agotamiento

En neurología, como en muchos campos de la medicina, los profesionales sanitarios se enfrentan a situaciones especialmente exigentes e intensas. La complejidad de los casos, la angustia emocional de los pacientes y sus familias y la carga de trabajo pueden convertirse rápidamente en fuentes de estrés acumulado. Si este estrés no se gestiona adecuadamente, puede conducir al burnout, un estado de agotamiento emocional, físico y mental.

Trabajar en neurología requiere profundos conocimientos, destreza técnica y capacidad para navegar por las tumultuosas aguas de las emociones humanas. Cada día, enfermeras y médicos son testigos de triunfos y tragedias, recuperaciones notables y reveses inevitables. Estas experiencias, aunque profundamente gratificantes, son también una fuente de tensión emocional.

La clave está en reconocer a tiempo los signos de estrés y agotamiento. Los sentimientos persistentes de fatiga, el cinismo, el desapego hacia los pacientes, la reducción de la capacidad de empatía o la sensación de ineficacia en el trabajo son señales de alarma. Ignorar estas señales puede conducir no sólo a un deterioro de la calidad de los cuidados, sino también a problemas de salud para el propio cuidador.

Gestionar el estrés implica adoptar estrategias tanto personales como profesionales. A nivel personal, es crucial mantener un equilibrio entre el trabajo y la vida privada. Esto puede significar dedicar tiempo a las aficiones, la familia o actividades relajantes como la meditación o el deporte. También es importante seguir una dieta equilibrada, dormir lo suficiente y buscar apoyo cuando sea necesario, ya sea de seres queridos, colegas o profesionales de la salud mental.

En el trabajo, establecer límites claros, tomarse descansos regulares y asistir a cursos de formación o talleres sobre gestión del estrés puede ser beneficioso. Hablar con los compañeros, participar en grupos de apoyo o simplemente compartir experiencias también puede ayudar a poner las cosas en perspectiva y proporcionar estrategias para afrontar los retos cotidianos.

Sobre todo, debemos recordar que pedir ayuda no es un signo de debilidad. En un mundo en el que la abnegación suele considerarse una virtud, reconocer las propias necesidades y limitaciones es, de hecho, un acto de fortaleza. Al fin y al cabo, cuidar de nosotros mismos es un primer paso esencial para poder cuidar de los demás.

La neurología, con todos sus retos, es también un campo de profunda humanidad y gratificación. Al protegerse del agotamiento, los profesionales sanitarios pueden seguir ofreciendo una atención de calidad a quienes más la necesitan.

Capítulo 7

FARMACOLOGÍA ESPECÍFICOS DE NEUROLOGÍA

Visión general de los medicamentos de uso común

En neurología se utilizan diversos fármacos para tratar, controlar y aliviar los síntomas de los trastornos neurológicos. Estos fármacos, especialmente diseñados para dirigirse y actuar sobre el sistema nervioso, son esenciales para garantizar la calidad de vida de los pacientes.

Las enfermedades del cerebro y del sistema nervioso son complejas, y los medicamentos utilizados reflejan esta complejidad. A menudo, un paciente puede necesitar una combinación de fármacos, ajustada en función de sus necesidades individuales.

1. Antiepilépticos: Utilizados principalmente para tratar la epilepsia, estos fármacos ayudan a controlar y prevenir los ataques. Algunos ejemplos comunes son la carbamazepina, el valproato, la lamotrigina y el levetiracetam.

2. Moduladores de la dopamina: Prescritos principalmente para la enfermedad de Parkinson, estos fármacos actúan alterando los niveles de dopamina en el cerebro. La levodopa es un ejemplo clásico, a menudo combinada con carbidopa para aumentar su eficacia.

3. Fármacos contra el Alzheimer: Actúan ralentizando la progresión de los síntomas del Alzheimer. El donepezilo, la rivastigmina y la memantina se encuentran entre los más recetados.

4. Fármacos antiespasmódicos: Para los pacientes con esclerosis múltiple u otras afecciones que provocan espasmos musculares, suelen utilizarse fármacos como el baclofeno y la tizanidina.

5. Fármacos antimigrañosos: Para los migrañosos existe una gama de fármacos, incluidos los triptanes como el sumatriptán, que ayudan a reducir la frecuencia y la gravedad de los ataques.

6. Inmunosupresores: Estos fármacos, como el natalizumab y el fingolimod, se utilizan en el tratamiento de la esclerosis múltiple para modular la actividad del sistema inmunitario.

7. Anticoagulantes y antiagregantes plaquetarios: Para los pacientes que han sufrido un ictus o están en riesgo, estos fármacos ayudan a prevenir la formación de coágulos sanguíneos. La aspirina, el clopidogrel y la warfarina son ejemplos comunes.

8. Neuromoduladores: Para tratar afecciones como la neuropatía o la fibromialgia, suelen recetarse neuromoduladores como la gabapentina y la pregabalina.

9. Agentes colinérgicos: Se utilizan para tratar los trastornos del movimiento, como la miastenia gravis, aumentando la actividad del neurotransmisor acetilcolina.

10. Fármacos contra el vértigo: A los pacientes que sufren vértigo o enfermedades como la de Meniere, se les pueden recetar fármacos como la betahistina.

El conocimiento de estos fármacos, sus efectos secundarios y sus interacciones es crucial para cualquier profesional que trabaje en neurología. Cada fármaco tiene sus propias especificidades y a menudo es necesario un enfoque individualizado para garantizar el mejor resultado terapéutico para el paciente. Esta lista es sólo un esbozo de los fármacos más utilizados, que pone de relieve la profundidad y diversidad de los tratamientos disponibles en el vasto campo de la neurología.

Administración, efectos secundarios e interacciones

En el complejo campo de la neurología, el dominio de la administración de fármacos, así como el conocimiento de los posibles efectos secundarios e interacciones, es esencial para garantizar la seguridad y eficacia del tratamiento.

1. Administración :

La forma en que se administra un medicamento puede influir en su eficacia. Por ejemplo, algunos medicamentos se toman con el estómago vacío, mientras que otros deben tomarse con alimentos. Además, algunos fármacos neurológicos se administran por vía oral, otros mediante inyección y otros pueden tener que administrarse por vía intratecal (en el líquido cefalorraquídeo).

- **Vía oral: Los** comprimidos, las cápsulas y los jarabes son las formas más comunes. Es esencial seguir las dosis y horarios de administración prescritos para garantizar la eficacia y seguridad del tratamiento.
- **Inyección:** Algunos medicamentos, como los inmunomoduladores, pueden tener que administrarse mediante inyección, ya sea subcutánea, intramuscular o intravenosa.
- **Otras vías:** Dispositivos como las bombas de baclofeno administran el fármaco directamente en el líquido cefalorraquídeo.

2. Efectos secundarios :

Casi todos los medicamentos pueden provocar efectos secundarios. En neurología, estos efectos pueden ir de leves a graves.

- **Leves:** Fatiga, mareos, problemas gastrointestinales, dolores de cabeza, sequedad de boca.
- **Moderado:** Temblores, aumento de peso, deterioro cognitivo, problemas de visión.
- **Graves:** Reacciones alérgicas, depresión respiratoria, problemas cardíacos, hepatotoxicidad.

Es crucial que enfermeras y médicos vigilen estos efectos secundarios e informen a los pacientes de lo que deben vigilar.

3. Interacciones :

Muchos pacientes neurológicos pueden estar tomando varios medicamentos, lo que aumenta el riesgo de interacciones farmacológicas.

- **Fármaco-fármaco:** Por ejemplo, la combinación de antiepilépticos con ciertos antibióticos puede reducir la eficacia de los antiepilépticos.
- **Alimentos y medicación:** Comer pomelo, por ejemplo, puede interactuar con ciertos fármacos neurológicos y afectar a su metabolismo.
- **Afectados por medicamentos:** Los pacientes con ciertas afecciones médicas, como insuficiencia renal o hepática, pueden tener una respuesta diferente o exacerbada a ciertos fármacos.

La gestión de los medicamentos en neurología es una tarea delicada que requiere una atención constante y conocimientos profundos. Las enfermeras desempeñan un papel crucial a la hora de educar a los pacientes, controlar los efectos secundarios y garantizar que los medicamentos se administran correctamente. La estrecha colaboración entre los miembros del equipo asistencial también es esencial para garantizar la seguridad y el bienestar del paciente.

La importancia de la adherencia a los medicamentos en neurología

En el dinámico y complejo campo de la neurología, la adherencia a la medicación es de vital importancia. Este capítulo destaca por qué es vital que los pacientes se adhieran estrictamente a su régimen de medicación y cómo las enfermeras pueden desempeñar un papel crucial a la hora de facilitar esta adherencia.

La neurología es una rama de la medicina que se ocupa del diagnóstico y el tratamiento de los trastornos del sistema nervioso, que a menudo son crónicos y requieren un tratamiento farmacológico a largo plazo. En este contexto, la adherencia a la medicación es más crucial que nunca. No sólo mejora el control de los síntomas, sino que también puede evitar la progresión de la enfermedad y reducir el riesgo de complicaciones.

Los componentes de la adhesión de fármacos
1. Comprender la enfermedad :

Por encima de todo, los pacientes necesitan comprender la naturaleza de su enfermedad y la razón de la medicación prescrita. Una comprensión profunda ayuda a crear un sentido de responsabilidad y de hacerse cargo activamente de su salud.

2. Rutina de medicación :

Establecer una rutina de medicación estable es vital. Esto puede implicar el uso de pastilleros, alarmas o aplicaciones para teléfonos inteligentes que recuerden a los pacientes que deben tomar su medicación a horas específicas.

3. Gestión de los efectos secundarios :

Los efectos secundarios son una de las principales razones de la falta de adherencia. Trabajando en estrecha colaboración con los médicos, las enfermeras pueden ayudar a ajustar las dosis o los tipos de medicación para minimizar estos efectos indeseables.

El papel de la enfermera
1. Educación e información :

Las enfermeras son responsables de informar a los pacientes sobre la importancia de la adherencia, proporcionándoles información detallada sobre los medicamentos, incluida la forma correcta de tomarlos y los posibles efectos secundarios.

2. Apoyo emocional :

Las enfermeras también deben ofrecer apoyo emocional, animando a los pacientes a expresar sus preocupaciones y ayudándoles a controlar la ansiedad o la depresión que pueden acompañar a las afecciones neurológicas.

3. Colaboración multidisciplinar :

Las enfermeras deben colaborar estrechamente con todo el equipo médico, incluidos médicos, farmacéuticos y trabajadores sociales, para desarrollar y aplicar estrategias eficaces de adherencia a la medicación.

4. Seguimiento regular :

Las enfermeras desempeñan un papel crucial en la supervisión periódica del cumplimiento de la medicación, evaluando continuamente la eficacia del régimen de medicación y ajustando los planes de cuidados en consecuencia.

En el viaje continuo de la gestión de los trastornos neurológicos, la adherencia a la medicación es una estrella guía que orienta a los pacientes hacia una mejor calidad de vida. Las enfermeras, con su habilidad y compasión, son pilares en la consecución de este objetivo, facilitando el camino hacia una mejor salud y un bienestar duradero para sus pacientes.

Capítulo 8

LA RELACIÓN CON LA FAMILIA Y CUIDADORES

Comprender el papel de los cuidadores en cuidado

El itinerario asistencial de un paciente con trastornos neurológicos, u otras afecciones crónicas, es un proceso polifacético que no se limita a la relación entre el paciente y el profesional sanitario. Un actor a menudo pasado por alto pero esencial en esta ecuación es el cuidador. Estas personas, ya sean familiares, amigos o profesionales, desempeñan un papel fundamental en el apoyo diario del paciente.

Las caras del cuidado
No siempre es fácil identificar a un cuidador. Pueden ser un cónyuge que acompaña a su pareja a las citas médicas, un hijo que cuida de un padre anciano o incluso un amigo que ayuda a un familiar a administrar su medicación. En algunos casos, los cuidadores son profesionales, como los cuidadores a domicilio, que proporcionan cuidados en el hogar.

Los múltiples papeles del cuidador
- **Apoyo emocional:** Ante la enfermedad, la incertidumbre y el miedo pueden ser abrumadores. El cuidador proporciona un apoyo emocional constante, reconfortando al paciente y ayudándole a afrontar los retos.
- **Asistencia diaria:** Para muchos pacientes, las tareas cotidianas pueden resultar difíciles. El cuidador puede ayudar a preparar la comida, lavarse, desplazarse y otras necesidades cotidianas.
- **Gestión de la medicación:** El cuidador se asegura de que la medicación se toma correctamente y a tiempo, y también puede ayudar a reconocer y gestionar cualquier efecto secundario.
- **Enlace con los profesionales sanitarios:** El cuidador suele actuar como intermediario entre el

paciente y su equipo médico, ayudando a comunicar sus preocupaciones, a comprender las instrucciones médicas y a seguir los planes de cuidados.

- **Apoyo logístico:** Incluye la coordinación de las citas médicas, el transporte y, si es necesario, la gestión de los aspectos financieros o administrativos de la atención.

Los retos de cuidar

Ser cuidador no es tarea fácil. La carga emocional y física puede ser pesada. Pueden sentirse cansados, estresados e incluso quemados. Por ello, es esencial reconocer sus necesidades. Es importante que tengan acceso a recursos, como grupos de apoyo o formación, que les ayuden en su papel.

La importancia del reconocimiento

Reconocer el valor de los cuidadores en el proceso asistencial es crucial. Los profesionales sanitarios deben colaborar estrechamente con ellos, considerándolos socios en el cuidado del paciente. La comunicación abierta y respetuosa es esencial.

En el complejo y a menudo tumultuoso panorama de la asistencia sanitaria, el cuidador se erige como un faro, iluminando y asegurando el camino para el paciente. Si comprendemos y valoramos su papel, podremos servir mejor no sólo a los pacientes, sino también a quienes les apoyan con tanta dedicación y amor.

Comunicación eficaz con la familia

La comunicación es uno de los pilares de la asistencia, y cuando se trata de tratar a pacientes con trastornos neurológicos u otras patologías complejas, no se limita a la relación entre el profesional sanitario y el paciente. Es igual de crucial comunicarse eficazmente con la familia. La familia es a menudo el principal apoyo emocional y práctico del paciente y está profundamente implicada en su bienestar. La forma en que los cuidadores interactúan con la familia puede influir enormemente en el proceso de curación, así como en el bienestar emocional y psicológico de todos los implicados.

En el vasto ecosistema de la asistencia sanitaria, la familia ocupa un lugar central. Son la memoria del paciente cuando éste no puede expresarse, son los guardianes de sus deseos y anhelos, y a menudo son los que se mantienen atentos a los más mínimos cambios en su estado. Sin embargo, también está formado por individuos con sus propias preocupaciones, sus propias esperanzas y sus propias necesidades de información.

La clave de una comunicación eficaz con la familia reside en la empatía y la escucha. No basta con informar; también hay que comprender. Las familias están inmersas en un complejo mundo médico que no siempre comprenden. Cada máquina, cada término médico y cada nuevo tratamiento pueden parecer intimidantes. Los cuidadores, con su experiencia, tienen la responsabilidad de descifrar este mundo para ellos, no simplificando en exceso, sino iluminando con paciencia y compasión.

También es importante recordar que cada familia es única. Algunas pueden necesitar detalles en profundidad para sentirse implicadas y tranquilizadas, mientras que otras pueden sentirse abrumadas por un exceso de información. Algunos querrán participar activamente en los cuidados, mientras que otros preferirán mantenerse al margen. El arte de la comunicación reside en la capacidad de leer estas necesidades individuales y adaptarse en consecuencia.

También es esencial proporcionar un espacio en el que las familias puedan hacer preguntas, expresar sus preocupaciones o simplemente compartir sus emociones. Estos intercambios no sólo deben producirse en momentos de crisis o de toma de decisiones clave, sino que deben fomentarse a lo largo de todo el proceso asistencial.

En última instancia, una comunicación eficaz con la familia trasciende las meras palabras. Está arraigada en el respeto mutuo, la comprensión y el deseo sincero de acompañar al paciente y a sus seres queridos a través del laberinto de la atención médica. Requiere no sólo habilidad, sino también corazón, tendiendo un puente entre la ciencia médica y la humanidad compartida que nos une a todos.

Apoyar a los cuidadores ante los retos enfermedad neurológica

Detrás de cada paciente con una enfermedad neurológica suele haber una constelación de cuidadores, personas que ofrecen apoyo, atención y cariño. Estos cuidadores, ya sean padres, cónyuges, amigos o profesionales, se convierten en una fuerza silenciosa pero poderosa en el viaje del paciente. Sin embargo, los retos de la enfermedad neurológica no sólo afectan al paciente, sino que también condicionan profundamente la vida de estos cuidadores. Apoyar a estos cuidadores es un paso esencial para garantizar una atención global eficaz.

La enfermedad neurológica, con su espectro de síntomas que van desde el dolor físico a la confusión mental, puede ser una montaña que escalar no sólo para el paciente, sino también para el cuidador. Ver a un ser querido luchar contra la enfermedad puede ser desgarrador, y la carga de trabajo para el cuidador puede resultar agotadora. Sin embargo, al igual que la enfermedad presenta desafíos, también ofrece la oportunidad de forjar vínculos más profundos, cultivar la paciencia y descubrir reservas insospechadas de resiliencia.

Comprender las presiones sobre el cuidador
Además de desempeñar un papel clave en el apoyo al paciente, los cuidadores se enfrentan a múltiples presiones. Está la presión emocional de ver sufrir a un ser querido, la presión física de los cuidados diarios y la presión psicológica de estar siempre "alerta", anticipándose a las necesidades y respondiendo a las crisis.

Proporcionar apoyo emocional
Es crucial reconocer el impacto emocional que puede tener el cuidado de una persona con una afección neurológica. Los cuidadores necesitan espacios para expresar sus emociones, ya sea a través de grupos de apoyo, terapia individual o simplemente conversaciones sinceras con sus seres queridos.

Proporcionar recursos y formación
Los cuidadores, especialmente si son nuevos en el papel, pueden sentirse perdidos cuando se enfrentan a las exigencias de los cuidados. Proporcionar formación sobre cómo manejar ciertos síntomas, utilizar equipos o comunicarse de forma eficaz puede ser un verdadero salvavidas.

Destacar la importancia del descanso
El agotamiento del cuidador es real. Al igual que los pacientes necesitan cuidados, los cuidadores necesitan descanso. Es esencial animar a los cuidadores a que se tomen tiempo para sí mismos, ya sea para relajarse, hacer algo que les guste o simplemente descansar.

Crear una comunidad
Los cuidadores necesitan saber que no están solos. Ponerles en contacto con una comunidad de otras personas en situaciones similares puede proporcionarles una red de apoyo inestimable. Pueden compartir consejos, historias y recursos, o simplemente ofrecer un oído atento.

Cuidar a quienes cuidan de otros es una parte esencial del tratamiento de las enfermedades neurológicas. Apoyando a estos cuidadores, reforzamos la cadena de cuidados que rodea a cada paciente, garantizando una mejor calidad de vida para todos.

Capítulo 9

REHABILITACIÓN Y REHABILITACIÓN EN NEUROLOGÍA

Principios básicos
rehabilitación neurológica

La rehabilitación neurológica es una disciplina médica que pretende mejorar y restaurar las funciones de las personas que sufren trastornos neurológicos. Mediante un enfoque multidisciplinar, pretende ayudar a los pacientes a recuperar un nivel óptimo de independencia en sus actividades cotidianas. Los principios básicos de la rehabilitación neurológica se basan en un profundo conocimiento del sistema nervioso y de su capacidad para repararse, adaptarse y reconfigurarse.

1. Plasticidad cerebral
Uno de los principios fundamentales de la rehabilitación neurológica es la plasticidad cerebral. Se trata de la capacidad del sistema nervioso para reorganizarse en respuesta a una lesión. Esta reorganización puede estimularse mediante terapias específicas, favoreciendo la recuperación de las funciones perdidas.

2. Enfoque personalizado
Cada individuo es único, al igual que las lesiones o enfermedades neurológicas que pueda sufrir. Por consiguiente, la rehabilitación debe ser individualizada, basada en las necesidades, capacidades y objetivos del paciente.

3. Intervención precoz
El tratamiento precoz suele asociarse a mejores resultados. Comenzar la rehabilitación poco después de una lesión o de la aparición de una enfermedad puede maximizar los beneficios de la plasticidad cerebral y minimizar las complicaciones secundarias.

4. Enfoque multidisciplinar
La rehabilitación neurológica implica a un equipo de profesionales que incluye neurólogos, fisioterapeutas, terapeutas ocupacionales, logopedas, neuropsicólogos y otros especialistas. Cada miembro aporta su propia

experiencia para afrontar los retos multidimensionales asociados a las afecciones neurológicas.

5. Educación y capacitación

Es esencial que los pacientes y sus familias comprendan la naturaleza de la enfermedad o lesión, así como los objetivos de la rehabilitación. La educación capacita a los pacientes y a sus familias, permitiéndoles tomar decisiones con conocimiento de causa y desempeñar un papel activo en el proceso de recuperación.

6. Reevaluación continua

El proceso de rehabilitación requiere una evaluación y reevaluación constantes. A medida que el paciente progresa, puede ser necesario ajustar los objetivos y las intervenciones.

7. Enfoque holístico

Además de las intervenciones físicas, es igualmente crucial cuidar los aspectos emocionales, psicológicos y sociales del paciente. La curación y la rehabilitación abarcan a toda la persona.

8. Promover la actividad y la participación

Animar a los pacientes a participar activamente en el proceso de rehabilitación no sólo mejora la recuperación física, sino que también aumenta la autoestima y la confianza.

9. Entorno adaptado

Un entorno adecuado y estimulante es crucial. Las instalaciones y el equipamiento específicos pueden ayudar a maximizar los resultados de la rehabilitación.

10. Integración social

Uno de los principales objetivos es reintegrar al paciente en la sociedad. Esto puede significar volver al trabajo, reanudar las actividades recreativas o simplemente poder relacionarse socialmente.

La rehabilitación neurológica es un proceso
Se trata de una afección compleja y dinámica que requiere un enfoque coordinado, paciente y detallado para restaurar la función y mejorar la calidad de vida.

Trabajar con terapeutas (fisioterapia, logopedia, etc.)

El cuidado de un paciente de neurología no depende únicamente de los cuidados de enfermería o médicos. Requiere un enfoque holístico, que integre diversas especialidades terapéuticas. La estrecha colaboración entre enfermeras y terapeutas, como fisioterapeutas, logopedas, terapeutas ocupacionales y otros, es crucial para garantizar una rehabilitación completa y eficaz. Veamos cómo funciona esta colaboración en el día a día y cómo contribuye a una atención óptima del paciente.

1. Comunicación abierta y regular
En el centro de cualquier colaboración de éxito está la comunicación transparente. Enfermeras y terapeutas deben comunicarse regularmente sobre el estado del paciente, los objetivos del tratamiento y los progresos. Esto puede adoptar la forma de reuniones de equipo, notas en el expediente médico del paciente o conversaciones informales.

2. Comprender las funciones
Cada profesional aporta una experiencia única al proceso de rehabilitación. La enfermera puede tener una perspectiva general del estado del paciente, mientras que el fisioterapeuta se centra en la movilidad, el logopeda en el habla y la deglución, **etcétera. Comprender el papel de cada persona permite dirigir al paciente al especialista adecuado en el momento oportuno.**

3. Establecer objetivos comunes

Establecer los objetivos del paciente suele ser un esfuerzo colectivo. Las enfermeras, con su profundo conocimiento del paciente, pueden ayudar a establecer objetivos realistas y adecuados, en colaboración con los terapeutas.

4. Apoyo transversal

Las enfermeras pueden reforzar las intervenciones de los terapeutas recordando a los pacientes sus ejercicios de fisioterapia, controlando la seguridad durante las sesiones de terapia ocupacional o ayudando con las técnicas aprendidas en logopedia. Del mismo modo, los terapeutas pueden informar a las enfermeras de cualquier cambio en el estado del paciente que observen durante su intervención.

5. Educación compartida

La formación continua es esencial en el ámbito médico. Las enfermeras y los terapeutas pueden beneficiarse de talleres conjuntos o sesiones educativas para comprender mejor las últimas técnicas, herramientas y enfoques en las diferentes áreas de la rehabilitación neurológica.

6. Coordinación de los cuidados

Para evitar la fatiga del paciente y optimizar los periodos de descanso, es esencial coordinar las intervenciones. Por ejemplo, evite realizar una sesión de logopedia justo después de una sesión intensiva de fisioterapia.

7. Planificación y seguimiento de la salida

Cuando el paciente está listo para abandonar la sala o el hospital, es necesaria una estrecha colaboración para establecer un plan de cuidados posthospitalarios. Esto puede incluir recomendaciones sobre terapias a domicilio, dispositivos de asistencia o modificaciones en el hogar.

En última instancia, la colaboración entre enfermeras y terapeutas no sólo mejora los resultados para los pacientes de neurología, sino que también crea un entorno de trabajo más armonioso y productivo para todos los profesionales implicados. Cada especialista toca una nota por separado, pero juntos crean una sinfonía de cuidados que puede mejorar enormemente la calidad de vida del paciente.

Estudios de caso de éxitos en la rehabilitación

Los estudios de casos son una forma eficaz de mostrar de forma concreta cómo la teoría y la práctica se unen para crear resultados positivos para los pacientes de rehabilitación. Veamos algunos ejemplos ficticios de historias de éxito en rehabilitación neurológica:

1. Sra. Dubois: Rehabilitación de la apoplejía
Situación inicial :
La Sra. Dubois, de 68 años, ingresó en el hospital tras sufrir un derrame cerebral que le paralizó el lado derecho del cuerpo. Al principio, era incapaz de andar, su habla era arrastrada y tenía dificultades para realizar tareas sencillas como vestirse.
Discurso:
Se adoptó un enfoque multidisciplinar. La fisioterapia se centró en el fortalecimiento muscular y la movilidad. La logopedia abordó los problemas del habla y la deglución. La terapia ocupacional ayudó a adaptar su entorno y a enseñarle nuevos métodos para realizar las tareas cotidianas.
Asunto :
Al cabo de varios meses, la Sra. Dubois era capaz de caminar casi con normalidad con la ayuda de un bastón, su habla mejoró considerablemente y recuperó cierto grado de independencia en sus actividades cotidianas.

2. Sr. Ahmed: Lesión en la cabeza tras un accidente
Situación inicial :
El Sr. Ahmed, de 32 años, sufrió una grave lesión en la cabeza tras un accidente de coche. Tenía problemas de memoria, cambios de humor y dificultad para concentrarse.
Discurso:
Un neuropsicólogo trabajó con el Sr. Ahmed en sus problemas cognitivos, mientras que un terapeuta de rehabilitación se ocupó de los déficits motores. También se introdujeron sesiones de psicoterapia para controlar los cambios de humor y el estrés postraumático.
Asunto :
Con el tiempo, gracias a un apoyo constante y a una terapia específica, el Sr. Ahmed recuperó gran parte de su capacidad cognitiva, aprendió técnicas para controlar su estrés y sus emociones, y poco a poco volvió a trabajar.

3. Srta. Clara: esclerosis múltiple
Situación inicial :
A la Srta. Clara, de 28 años, le diagnosticaron esclerosis múltiple (EM). Experimentaba entumecimiento, problemas de coordinación y fatiga extrema.
Discurso:
La rehabilitación se centró en controlar la fatiga, mejorar la coordinación y la fuerza muscular. También se pusieron en marcha intervenciones para controlar síntomas como los problemas visuales y la sensibilidad al calor.
Asunto :
Aunque la EM es una enfermedad crónica, Clara ha podido mantener una calidad de vida satisfactoria gracias a la rehabilitación. Ha adaptado su estilo de vida, incorporando periodos de descanso, pero sigue trabajando y participando en actividades sociales, al tiempo que controla con éxito sus síntomas.

Estos estudios de casos ficticios ilustran cómo la rehabilitación, adaptada a las necesidades específicas de cada paciente, puede mejorar enormemente la calidad de vida, restaurar las funciones perdidas y ayudar a los pacientes a recuperar su independencia, incluso después de acontecimientos médicos devastadores.

Capítulo 10

ÉTICA
Y
DEONTOLOGÍA
EN
NEUROLOGÍA

Cuestiones éticas específicos de neurología

La neurología, en la intersección del cerebro, la mente y el cuerpo, es un campo de grandes dilemas éticos. Los avances médicos y tecnológicos plantean regularmente cuestiones sobre el respeto a la dignidad, los derechos y las opciones de los pacientes. He aquí algunas de las cuestiones éticas específicas de la neurología:

1. Definición de vida y muerte:
   * **Estado vegetativo y estado de consciencia mínima**: Determinar si un paciente está consciente puede influir en decisiones cruciales como continuar o interrumpir los cuidados. ¿Cómo podemos estar seguros de que una persona está realmente inconsciente o sin posibilidades de despertar?
   * **Definición de muerte** cerebral: La definición exacta y los criterios para declarar la muerte cerebral varían de un país a otro, lo que influye en las decisiones sobre la donación de órganos o la retirada de cuidados.
2. Autonomía del paciente y toma de decisiones:
   * **Consentimiento informado**: En el contexto de los trastornos neurológicos, puede resultar difícil determinar si un paciente es capaz de dar su consentimiento informado a un tratamiento o intervención.
   * **Pacientes con demencia**: Los cambios en la capacidad cognitiva complican la toma de decisiones terapéuticas.
3. Tratamientos e intervenciones innovadores:
   * **Estimulación cerebral profunda**: utilizado para tratar afecciones como la enfermedad de Parkinson, este procedimiento puede cambiar la personalidad o el comportamiento. ¿Quién decide si los beneficios superan los posibles riesgos?

- **Neuromejora**: El uso de fármacos o intervenciones para mejorar o aumentar la función cerebral en individuos sanos plantea cuestiones sobre la equidad, la presión social y los límites de la "normalidad".

4. Confidencialidad y divulgación de la información:
- Las pruebas genéticas para identificar el riesgo de padecer enfermedades neurodegenerativas (como la enfermedad de Huntington) plantean la cuestión de si se debe revelar esta información a los pacientes y sus familias, cuándo y cómo.

5. Asignación de recursos:
- Con recursos limitados, ¿cómo se decide la distribución de tratamientos caros o el acceso a intervenciones especializadas?

6. Investigación clínica:
- La realización de ensayos clínicos en pacientes neurológicos, sobre todo en aquellos que no pueden dar su consentimiento, plantea dudas sobre el uso potencial y la relación beneficio-riesgo de las intervenciones.

7. Relaciones con la industria:
- Las colaboraciones entre neurólogos y las industrias farmacéuticas o tecnológicas pueden crear conflictos de intereses, influyendo potencialmente en las opciones terapéuticas o las orientaciones de la investigación.

Como disciplina que estudia el órgano más complejo del cuerpo humano, la neurología se enfrenta de forma natural a profundos dilemas éticos. Abordar estas cuestiones requiere un pensamiento multidisciplinar, en el que participen no sólo los neurólogos, sino también los pacientes, las familias, los especialistas en ética y la sociedad en su conjunto.

Derechos del paciente y autonomía

Los derechos de los pacientes en neurología, como en cualquier otro campo médico, son fundamentales para garantizar la dignidad, el respeto y la atención adecuada de cada individuo. La autonomía, en particular, es un pilar central de estos derechos, ya que garantiza que los pacientes tengan el control de sus propias decisiones médicas. Exploremos estos conceptos con más detalle.

Derechos de los pacientes

1. Derecho a la información: Todos los pacientes tienen derecho a ser informados de forma clara y adaptada a su nivel de comprensión sobre su estado de salud, las intervenciones propuestas, sus beneficios y sus riesgos potenciales.

2. Derecho al consentimiento informado: No se puede llevar a cabo ningún procedimiento o investigación médica sin el consentimiento libre e informado del paciente.

3. Derecho a la confidencialidad: Toda la información relativa al paciente, incluido su estado de salud, tratamiento e historial médico, debe permanecer confidencial.

4. Derecho de acceso a los historiales médicos: Los pacientes tienen derecho a consultar y obtener una copia de sus historiales médicos.

5. Derecho a una atención de calidad: Todo paciente tiene derecho a recibir la mejor atención posible, adaptada a su estado de salud y sin discriminación.

6. Derecho a rechazar el tratamiento: Incluso después de haber sido informado de las posibles consecuencias, un paciente tiene derecho a rechazar un tratamiento o una intervención.

7. Derecho a reclamar : Si un paciente considera que no se han respetado sus derechos, tiene derecho a presentar una queja.

Autonomía del paciente

La autonomía se refiere a la capacidad de tomar decisiones y actuar de acuerdo con los propios valores y creencias. En el contexto médico, esto significa respetar las elecciones y decisiones del paciente, incluso si difieren de lo que el profesional sanitario considera "lo mejor" para el paciente.

- **Respeto a la elección del paciente**: La autonomía implica que los pacientes tienen la última palabra sobre las decisiones médicas que les afectan, siempre que sean capaces de comprender las implicaciones de estas decisiones.
- **Capacidad para tomar decisiones**: En ciertos casos, como los trastornos neurológicos graves, la capacidad del paciente para tomar decisiones puede verse comprometida. En estas situaciones, puede ser necesario nombrar a un representante legal o a una persona de confianza para que tome decisiones en nombre del paciente.
- **Planificación anticipada de los cuidados**: Las voluntades anticipadas o testamentos vitales permiten a los pacientes expresar sus deseos sobre los cuidados y tratamientos que desearían recibir (o no recibir) si un día ya no son capaces de comunicarse o tomar decisiones.
- **Educación y apoyo**: Para garantizar la independencia, es esencial educar a los pacientes sobre su enfermedad y las opciones de tratamiento. Ayudarles a entender su enfermedad les capacita para tomar decisiones con conocimiento de causa.

Los derechos y la autonomía de los pacientes son esenciales para garantizar una atención médica respetuosa y centrada en el paciente. En el campo de la neurología, con afecciones que pueden afectar a la capacidad de toma de decisiones y a la cognición, estos principios adquieren una importancia especial y requieren una atención y una sensibilidad constantes por parte de los profesionales sanitarios.

Estudios de caso
y dilemas éticos comunes

La neurología, por su estrecha relación con el cerebro y la conciencia, se enfrenta a una serie de complejos dilemas éticos. Los estudios de casos ofrecen la oportunidad de examinar estos dilemas en profundidad, lo que permite a los profesionales sanitarios desenvolverse mejor en estas delicadas situaciones. He aquí algunos ejemplos de estudios de casos, seguidos de los dilemas éticos comunes asociados.

Estudios de casos:
1. Sra. Dupont, 78 años, enfermedad de Alzheimer avanzada:
La Sra. Dupont, que vive en un centro de cuidados de larga duración, ya no reconoce a su familia. Hace diez años redactó un documento de voluntades anticipadas en el que rechazaba cualquier tratamiento invasivo. Ahora tiene una infección que requiere hospitalización y posiblemente cirugía. ¿Deben seguirse sus instrucciones, aunque su familia insista en el tratamiento?
Dilema ético: las voluntades anticipadas frente a los deseos actuales de la familia.
2. Sr. Bernard, 40 años, herida en la cabeza tras un accidente:
Tras un grave accidente de coche, el Sr. Bernard se encuentra en coma. Las pruebas mostraron una actividad cerebral mínima. Su esposa, esperando un milagro, insistió en que permaneciera con ventilación mecánica. El equipo médico, sin embargo, cree que hay pocas posibilidades de recuperación.

Dilema ético: ¿Cuándo retirar el soporte vital? ¿Quién decide?

3. Clara, 16 años, epilepsia:
Clara, a la que acaban de diagnosticar epilepsia, quiere participar en todas las actividades escolares y extraescolares como sus compañeros, incluida la natación. A su neurólogo le preocupan los riesgos potenciales de sufrir un ataque mientras nada.
Dilema ético: autonomía del paciente frente a seguridad y bienestar.

Dilemas éticos comunes:
1. Interrupción del tratamiento:
¿En qué circunstancias es apropiado interrumpir el tratamiento, especialmente si ello puede conducir a la muerte del paciente? ¿Cómo puede equilibrarse la calidad de vida con la longevidad?

2. Consentimiento informado:
¿Cómo puede obtenerse el consentimiento informado en pacientes con dificultades cognitivas o alteraciones de la conciencia?

3. Investigación clínica:
Cuando trabaja con pacientes con trastornos neurológicos, ¿cómo se asegura de que son realmente capaces de dar su consentimiento para participar en un estudio clínico?

4. Neuromejora:
¿Hasta qué punto es ético utilizar intervenciones neurológicas para "mejorar" a individuos sanos, en lugar de para tratar enfermedades?

5. Genética y predicciones:
¿Es ético revelar a un paciente que tiene una predisposición genética a una enfermedad neurodegenerativa sin tratamiento conocido?

Al examinar estos casos y dilemas, queda claro que la neurología, al igual que muchas especialidades médicas, se enfrenta a profundas cuestiones éticas. A menudo se requiere un enfoque multidisciplinar, que incluya la consulta con especialistas en ética, pacientes, familiares y profesionales sanitarios, para navegar por estas complejas aguas.

Capítulo 11

INNOVACIONES Y AVANCES EN NEUROLOGÍA

Los últimos descubrimientos e investigaciones

El campo de la neurología está en constante evolución, con nuevos descubrimientos e investigaciones que se publican casi a diario. Es importante tener en cuenta que mi última actualización fue en septiembre de 2021. Dicho esto, he aquí un resumen de los principales avances hasta esa fecha:

1. Enfermedades neurodegenerativas :
   * **Enfermedad de Alzheimer**: Se ha avanzado en la identificación de biomarcadores tempranos de la enfermedad, lo que facilita el diagnóstico precoz. El aducanumab, un fármaco dirigido contra las placas amiloides, ha sido aprobado por la FDA, aunque sigue siendo controvertido debido a sus inciertos beneficios clínicos.
   * **Enfermedad de Parkinson**: La investigación se ha centrado en comprender el papel de las proteínas alfa-sinucleína y en nuevas dianas para la terapia génica.

2. Neuroinflamación :
Los estudios han puesto de relieve el papel potencial de la inflamación en diversas enfermedades neurológicas, incluida la depresión. Actualmente se están investigando tratamientos dirigidos a las vías inflamatorias.

3. Neuroplasticidad :
Comprender la capacidad del cerebro para remodelarse y crear nuevas conexiones, incluso en la edad adulta, ha abierto nuevas vías para terapias innovadoras, en particular para las víctimas de ictus.

4. Epilepsia :

Los avances en los dispositivos implantables han ofrecido nuevas soluciones a los pacientes que sufren epilepsia refractaria.

5. Terapias génicas :

Se han desarrollado terapias génicas para tratar ciertas enfermedades neurológicas raras, como la atrofia muscular espinal.

6. Interfaces cerebro-ordenador :

Estas tecnologías, que permiten la comunicación directa entre el cerebro y dispositivos externos, han progresado, ofreciendo esperanzas a los pacientes paralíticos o que sufren enfermedades degenerativas.

7. El microbioma y el cerebro :

La investigación ha puesto de relieve los vínculos entre el microbioma intestinal y el cerebro, lo que abre la posibilidad de nuevas terapias para enfermedades como la esclerosis múltiple y la enfermedad de Parkinson.

8. Lesiones en la cabeza :

Cada vez está más clara la importancia de las consecuencias a largo plazo de los traumatismos craneoencefálicos, sobre todo en cuanto al riesgo de demencia o enfermedades neurodegenerativas.

9. Neuroimagen :

Las técnicas de imagen avanzadas, como la resonancia magnética funcional de alta resolución, han permitido visualizar el cerebro en acción con una precisión sin precedentes.

10. Terapias con células madre :

Los ensayos clínicos han evaluado el potencial de las células madre para regenerar el tejido dañado, sobre todo en casos de lesión medular.

Los avances en neurología se suceden a un ritmo vertiginoso. Para mantenerse al día, es crucial que los profesionales sigan con regularidad las publicaciones de las principales revistas científicas, asistan a conferencias y colaboren con expertos en la materia.

El impacto de las tecnologías innovadoras (por ejemplo, telemedicina, inteligencia artificial)

El impacto de las tecnologías innovadoras en la neurología es considerable y está transformando la forma de prestar la asistencia y de diagnosticar y tratar las enfermedades. Las aplicaciones de la telemedicina y la inteligencia artificial (IA) son ejemplos sorprendentes. Descubramos juntos cómo están influyendo estas tecnologías en el panorama neurológico.

Telemedicina :
La rápida adopción de la telemedicina se ha visto acelerada por acontecimientos mundiales, en particular la pandemia de COVID-19. En neurología, esto ha sido especialmente beneficioso para :
- **Consultas a distancia**: Los pacientes con enfermedades neurológicas, sobre todo los que viven en zonas remotas, pueden acceder a especialistas sin tener que desplazarse.
- **Teleictus**: La capacidad de evaluar rápidamente a un paciente sospechoso de sufrir un ictus y colaborar con centros especializados puede marcar la diferencia en términos de resultados para el paciente.
- **Seguimiento de pacientes**: La telemedicina permite controlar regularmente a los pacientes que padecen enfermedades crónicas como la enfermedad

de Parkinson o la epilepsia, sin tener que desplazarse con frecuencia.

Inteligencia Artificial (IA) :
La IA, con sus capacidades de aprendizaje automático, está provocando una revolución en el diagnóstico, el tratamiento y la investigación en neurología.

- **Neuroimagen**: Los algoritmos de IA pueden detectar anomalías sutiles en las imágenes cerebrales, a veces mucho antes de que sean visibles para el ojo humano. Esto puede ser crucial para el diagnóstico precoz de enfermedades como el Alzheimer.
- **Predicción y personalización**: la IA puede ayudar a predecir qué paciente responderá mejor a qué tratamiento, permitiendo una medicina más personalizada.
- **Detección de ataques**: Para los pacientes de epilepsia, los dispositivos basados en la IA pueden monitorizar y predecir continuamente un ataque inminente, ofreciendo la oportunidad de tomar medidas preventivas.
- **Interfaces cerebro-ordenador**: Estos dispositivos, combinados con la IA, pueden ayudar a restaurar la función en personas con parálisis u otros déficits neurológicos.
- **Investigación y ensayos clínicos**: la IA puede analizar rápidamente grandes conjuntos de datos para encontrar patrones o correlaciones, lo que acelera la investigación y el descubrimiento de nuevos tratamientos.

Implicaciones éticas y prácticas :
Aunque la tecnología ofrece muchas oportunidades, también plantea retos. La confidencialidad de los datos, la seguridad y las implicaciones éticas de la toma de

decisiones automatizada son cuestiones que deben abordarse cuidadosamente.

La formación continua de los neurólogos y los profesionales sanitarios también es esencial si quieren adaptarse a esta nueva era tecnológica. No sólo deben comprender cómo utilizar estas herramientas de forma eficaz, sino también ser conscientes de sus limitaciones.
En resumen, la convergencia de la neurología con la telemedicina y la IA promete rápidos avances en términos de atención al paciente e investigación. Sin embargo, esta transición debe gestionarse cuidadosamente para garantizar la seguridad, la ética y la eficacia de los nuevos métodos.

La neurología del mañana : perspectivas y retos

La neurología, como muchos otros campos de la medicina, se encuentra en una encrucijada. Con los rápidos avances tecnológicos, los progresos en nuestra comprensión de los mecanismos subyacentes de las enfermedades neurológicas y la globalización de la asistencia sanitaria, las perspectivas son apasionantes, pero también vienen acompañadas de nuevos retos. Adentrémonos en el futuro de la neurología para averiguar qué nos espera.

1. Medicina personalizada:
Los avances en la secuenciación genómica y el análisis de datos prometen tratamientos más personalizados. En función de su genética, estilo de vida y otros factores, los tratamientos podrían adaptarse al individuo para maximizar su eficacia y minimizar los efectos secundarios.

2. Terapias regenerativas:

Las células madre y las terapias génicas ofrecen la esperanza de restaurar la función en las enfermedades neurodegenerativas y tras una lesión traumática del sistema nervioso.

3. Realidad aumentada y realidad virtual:

Estas tecnologías podrían transformar la rehabilitación neurológica, ofreciendo simulaciones inmersivas para ayudar a restaurar la función motora o cognitiva tras un ictus, un traumatismo craneal u otras afecciones.

4. Dispositivos implantables:

Además de los estimuladores cerebrales profundos utilizados en la enfermedad de Parkinson, podríamos ver dispositivos que mejoren la memoria, ayuden a la visión o restauren otras funciones neurológicas.

5. Neuroética:

Con todos estos avances surge un nuevo conjunto de cuestiones éticas. ¿Quién tiene acceso a estos tratamientos? ¿Cómo deben manejarse los datos sensibles de los pacientes? ¿Y hasta qué punto debemos interferir en el funcionamiento natural del cerebro humano?

6. Economía de la salud:

A medida que los tratamientos se vuelven más sofisticados, también se encarecen. ¿Cómo gestionarán estos costes los sistemas sanitarios, las compañías de seguros y los propios pacientes?

7. Colaboración interdisciplinar:

La neurología ya no puede funcionar en una burbuja. La colaboración con otras disciplinas médicas, así como con campos como la informática, la robótica e incluso las ciencias sociales, será crucial.

8. Educación y formación:
Los neurólogos y otros profesionales sanitarios tendrán que actualizar constantemente sus habilidades y conocimientos, no sólo en neurología, sino también en tecnología, ética y comunicación.

9. Acceso global a la atención sanitaria:
La disparidad en el acceso a la atención neurológica, sobre todo en los países de ingresos bajos y medios, es una gran preocupación. ¿Cómo podemos garantizar que los beneficios de los avances en neurología lleguen a todos, independientemente de la geografía o la riqueza?

10. Medio ambiente y neurología:
Con el cambio climático y las preocupaciones medioambientales, podrían surgir enfermedades emergentes y desafíos para la salud neurológica.

La neurología del mañana ofrece increíbles oportunidades para mejorar la vida de los pacientes. Sin embargo, cada avance conlleva su propio conjunto de retos. Superarlos requerirá una visión iluminada, una colaboración sin precedentes y un compromiso con la ética y la equidad. La neurología está en la cúspide de una revolución y debemos estar preparados para navegar por sus aguas, a menudo inexploradas.

Capítulo 12

LA IMPORTANCIA
DE
TRABAJO
INTERDISCIPLINARIO

Colabore con otras especialidades médicas

Aunque la neurología se centra en el diagnóstico y tratamiento de las enfermedades del sistema nervioso, no opera en el vacío. De hecho, la atención a los pacientes de neurología requiere a menudo una estrecha colaboración con otras especialidades médicas para proporcionar una atención integral y holística. Veamos cómo se manifiesta esta colaboración en el trabajo diario de un neurólogo y por qué es crucial para una atención óptima.

Cardiología:
Los trastornos cardiovasculares tienen implicaciones directas en la salud neurológica. Por ejemplo, un paciente que ha sufrido un ictus necesita trabajar con un cardiólogo para controlar los factores de riesgo, como la arritmia o la hipertensión, que pueden haber contribuido al ictus.

Psiquiatría:
Las enfermedades neurológicas pueden tener a menudo manifestaciones psiquiátricas. Por ejemplo, la depresión es frecuente en pacientes con enfermedad de Parkinson. La colaboración con la psiquiatría puede ayudar a diagnosticar y tratar estos síntomas.

Neurocirugía:
Algunas afecciones, como los tumores cerebrales o los aneurismas, pueden requerir cirugía. Los neurólogos suelen trabajar mano a mano con los neurocirujanos para discutir las mejores opciones para el paciente.

Radiología:
La neuroimagen es fundamental para el diagnóstico de muchas enfermedades neurológicas. Los neurólogos colaboran con los radiólogos para interpretar imágenes de

resonancia magnética, tomografía computarizada, tomografía por emisión de positrones y otras.

Reumatología:
Las enfermedades autoinmunes, como la esclerosis múltiple, suelen solaparse con la reumatología y la neurología. La gestión conjunta puede beneficiar a los pacientes.

Endocrinología:
Los desequilibrios hormonales pueden influir en las enfermedades neurológicas o imitarlas. Los trastornos tiroideos, por ejemplo, pueden causar neuropatía o miopatía.

Genética médica:
Muchas enfermedades neurológicas tienen un componente genético. Trabajar con médicos genetistas puede ayudar a identificar los riesgos, asesorar a los pacientes y orientar el tratamiento.

Reeducación y rehabilitación:
Tras acontecimientos como un derrame cerebral o una lesión cerebral traumática, los pacientes pueden necesitar fisioterapia, terapia ocupacional o logopedia para recuperar sus funciones. Los neurólogos colaboran estrechamente con estos profesionales para garantizar una recuperación óptima.

Gerontología:
A medida que las personas envejecen, las enfermedades neurodegenerativas como el Alzheimer se hacen más comunes. La colaboración con gerontólogos puede ayudar a gestionar los retos específicos a los que se enfrentan los pacientes ancianos.

La colaboración interdisciplinar permite ofrecer una atención integral, en la que cada especialista aporta su experiencia única para ofrecer la mejor atención posible al paciente. Esto requiere una comunicación abierta, respeto por las aportaciones de los demás y un deseo constante de situar al paciente en el centro de todo lo que hacemos. En el complejo panorama médico actual, el trabajo en equipo es más crucial que nunca.

Funciones complementarias dentro del equipo

El cuidado de un paciente, especialmente en un campo tan complejo como la neurología, dista mucho de ser el esfuerzo de un solo individuo. Al contrario, requiere una coordinación fluida y complementaria entre los distintos profesionales sanitarios. Cada miembro del equipo desempeña un papel distinto, y es la sinergia de sus habilidades lo que garantiza una atención integral al paciente. Exploremos cómo se complementan estas funciones en un equipo de neurología.

1. Neurólogos:
A menudo son los "conductores" que diagnostican las enfermedades neurológicas, proponen planes de tratamiento y supervisan el cuidado general del paciente.

2. Enfermeras especializadas en neurología:
A menudo son los primeros en responder a cualquier cambio en el estado del paciente. Administran la medicación, controlan las constantes vitales, educan a los pacientes y a sus familias y actúan como puente entre el paciente y el neurólogo.

3. Neurocirujanos:
Intervienen cuando es necesario un tratamiento quirúrgico, ya sea para extirpar un tumor, tratar un aneurisma o implantar un dispositivo.

4. Radiólogos:

Esenciales para la obtención de imágenes del cerebro y la columna vertebral, proporcionan interpretaciones detalladas de las imágenes para guiar el diagnóstico y el tratamiento.

5. Fisioterapeutas:

Trabajan con los pacientes para mejorar la movilidad, fortalecer los músculos y restaurar las funciones perdidas como consecuencia de afecciones neurológicas.

6. Logopedas:

Crucial para pacientes con problemas de habla o deglución, a menudo tras un ictus.

7. Terapeutas ocupacionales:

Ayudan a los pacientes a recuperar su independencia en las actividades cotidianas, como vestirse, cocinar y trabajar.

8. Psicólogos y psiquiatras:

Se ocupan de los aspectos emocionales y mentales de la enfermedad neurológica, ofreciendo apoyo, estrategias de afrontamiento y, si es necesario, tratamiento.

9. Trabajadores sociales:

Ayudan a superar los retos no médicos, como la planificación del alta, la accesibilidad del hogar y las cuestiones financieras.

10. Farmacéuticos:

Asesoran sobre la administración de medicamentos, las posibles interacciones y los efectos secundarios.

11. Nutricionistas:

Algunos trastornos neurológicos pueden requerir ajustes dietéticos o dietas específicas. Los nutricionistas guían estos cambios para garantizar una salud óptima.

La belleza reside en la forma en que estas funciones se entrecruzan y se complementan. Por ejemplo, cuando un paciente se recupera de un derrame cerebral, puede necesitar un neurólogo para gestionar su tratamiento médico, un fisioterapeuta para recuperar la movilidad, un logopeda para ayudarle a volver a hablar y un trabajador social para organizar los cuidados en casa.

Este enfoque complementario garantiza que se tengan en cuenta todos los aspectos del bienestar del paciente. Refleja una visión holística de la salud, en la que el paciente es visto como un todo, y no sólo a través del prisma de su enfermedad. Es un enfoque verdaderamente centrado en el paciente, en el que el objetivo no es sólo tratar una enfermedad, sino restablecer la calidad de vida.

Los beneficios
un enfoque holístico de la atención

El enfoque holístico de la atención médica nació de la constatación de que los seres humanos no son simples agregados de síntomas y enfermedades, sino entidades complejas e interconectadas que requieren que se preste atención a todas sus facetas si se quiere curarlos de verdad. Lejos de ser sólo un concepto filosófico, este enfoque aporta beneficios tangibles a la atención al paciente, sobre todo en áreas tan sensibles como la neurología. Veamos juntos estos beneficios.

1. Atención individualizada:
Cada individuo es único, con sus propios antecedentes, entorno y experiencias vitales. El enfoque holístico reconoce esta singularidad y ajusta los cuidados en consecuencia, garantizando que cada paciente reciba el tratamiento más adecuado a su situación.

2. Bienestar emocional y mental:
Centrarse únicamente en el problema médico físico puede pasar por alto la angustia emocional y mental. Un enfoque holístico garantiza que también se aborden estos aspectos, lo que puede tener un profundo impacto en la curación y la calidad de vida.

3. Promover la prevención:
En lugar de centrarse únicamente en el tratamiento de las enfermedades existentes, el enfoque holístico también hace hincapié en la importancia de la prevención, abordando elementos como el estilo de vida, la nutrición y la gestión del estrés.

4. Integración de la medicina complementaria:
Muchos pacientes encuentran alivio o apoyo en terapias complementarias como la acupuntura, la meditación o la fitoterapia. El enfoque holístico reconoce e integra estas terapias cuando se consideran beneficiosas.

5. Mejorar la relación paciente-cuidador:
Al tratar de comprender al paciente en su totalidad, a menudo se establece una relación más profunda y significativa entre el paciente y el cuidador. Esto puede mejorar la comunicación, generar confianza y, en última instancia, mejorar los resultados de la asistencia.

6. Gestión de síntomas complejos:
Algunos síntomas no pueden explicarse fácilmente por una única causa física. Una visión holística puede ayudar a identificar y tratar causas subyacentes o interconectadas que podrían pasarse por alto en un enfoque más reduccionista.

7. Reforzar la autonomía del paciente:
El enfoque holístico suele animar a los pacientes a tomar parte activa en su propia curación, educándoles e implicándoles en las decisiones terapéuticas.

111

8. Reducción de los reingresos y las complicaciones:
Al abordar las causas profundas e integrar diversas modalidades de tratamiento, el enfoque holístico puede reducir las posibilidades de recidiva o de complicaciones posteriores.

9. Mayor satisfacción del paciente:
Los pacientes que se sienten escuchados, comprendidos y atendidos en todas las dimensiones de su ser tienden a estar más satisfechos con su atención.

En última instancia, el enfoque holístico refleja una visión amplia de la salud, reconociendo que nuestro bienestar es el producto de una multitud de factores interdependientes. Al integrar esta visión en la práctica médica, podemos esperar no sólo tratar la enfermedad, sino también promover una salud verdadera y duradera.

Capítulo 13

SALUD Y BIENESTAR DE LA ENFERMERA DE NEUROLOGÍA

Reconocer y evitar el agotamiento

El burnout es un síndrome resultante del estrés crónico en el trabajo que no se ha gestionado adecuadamente. Es especialmente frecuente en las profesiones sanitarias, donde los trabajadores se enfrentan a menudo a situaciones cargadas de emociones, jornadas laborales largas e irregulares y una presión constante para proporcionar una atención de alta calidad. Reconocer los primeros signos y poner en marcha medidas preventivas es crucial para garantizar el bienestar de los cuidadores y la calidad de la atención a los pacientes.

Reconocer los signos del agotamiento:
- **Agotamiento emocional**: Sentirse agotado, exhausto por el trabajo, sin energía ni entusiasmo para empezar un nuevo día.
- **Despersonalización**: El desarrollo de un sentimiento de distancia o cinismo hacia el trabajo, los compañeros o los pacientes.
- **Disminución de la sensación de realización personal**: Sensación de que lo que hace carece de importancia o valor, o percepción de una disminución de las aptitudes profesionales.
- **Síntomas físicos**: Problemas para dormir, dolores de cabeza, problemas digestivos, dolores musculares y mayor propensión a las enfermedades.
- **Cambios de humor**: irritabilidad, tristeza, apatía o incluso síntomas depresivos.
- **Retraimiento**: Disminución de la implicación social o profesional, evitación de responsabilidades o aumento de la ausencia del trabajo.

Medidas preventivas contra el burnout:
- **Equilibrio entre trabajo y vida privada**: Fomente y respete el equilibrio entre el trabajo y el tiempo personal, permitiendo la recuperación y la relajación.

- **Apoyo social**: Crear un entorno de trabajo en el que los compañeros se apoyen mutuamente, compartan experiencias y encuentren consuelo en la camaradería.
- **Supervisión y tutoría**: Para los nuevos empleados o los que se enfrentan a nuevos retos, tener un mentor o una supervisión regular puede ayudar a superar los retos profesionales.
- **Formación en gestión del estrés**: Puede incluir técnicas de relajación, meditación o incluso prácticas como el yoga o el tai chi.
- **Reconocimiento y aprecio**: Sentirse valorado y apreciado en su función puede suponer una gran diferencia en la percepción de su trabajo.
- **Oportunidad para la retroalimentación**: Proporcione canales para que los empleados expresen sus preocupaciones, sugerencias o frustraciones.
- **Limitar las horas extraordinarias**: Garantizar que el personal no esté constantemente sobrecargado de trabajo y asegurarse de que haya suficiente tiempo de recuperación entre turnos.
- **Recursos de salud mental**: Proporcione acceso a servicios de asesoramiento o programas de apoyo a la salud mental para el personal.
- **Formación continua**: Invierta en la formación continua del personal para asegurarse de que se sienten competentes y al día en sus habilidades.
- **Hacer pausas**: Hacer pausas regulares durante el día para relajarse, respirar aire fresco o simplemente desconectar durante unos minutos puede ser revitalizante.

Reconocer y prevenir el agotamiento es esencial no sólo para el bienestar de los profesionales sanitarios, sino también para garantizar que los pacientes reciban una atención óptima. Un cuidador agotado es menos eficaz, más propenso a cometer errores y puede afectar potencialmente a la calidad de los cuidados prestados. Al invertir en el bienestar de los cuidadores, estamos invirtiendo también en la salud y el bienestar de los pacientes a los que atienden.

Estrategias de gestión del estrés

La gestión del estrés es un elemento clave para garantizar el bienestar mental y físico de los cuidadores, especialmente en el exigente campo de la neurología. El estrés incontrolado puede provocar una disminución del rendimiento, una mayor propensión a cometer errores y, a largo plazo, problemas crónicos de salud. Aplicar estrategias eficaces de gestión del estrés es, por tanto, crucial para la salud de los cuidadores y la calidad de la atención al paciente.

Métodos cognitivos y conductuales:
- **Reconocer sus propias señales de estrés**: Tómese el tiempo necesario para autoevaluarse con regularidad y reconocer las primeras señales de estrés. Esto le permitirá tomar medidas antes de que el estrés se vuelva abrumador.
- **Revisar las expectativas**: Esfuércese por establecer expectativas realistas para sí mismo y para los demás, evite la perfección a toda costa.
- **Gestión del tiempo**: Organice y priorice las tareas para evitar sentirse abrumado. Haga listas, establezca prioridades y delegue cuando sea posible.
- **Reflexionar sobre los pensamientos negativos y cuestionarlos**: Cuando se encuentre pensando negativamente, es importante cuestionar estos pensamientos y sustituirlos por afirmaciones positivas.

Técnicas de relajación:

- **Respiración profunda**: El simple hecho de respirar profundamente varias veces puede ayudar a reducir los sentimientos de ansiedad.
- **Meditación y atención plena**: Estas técnicas le ayudan a centrarse en el momento presente, reducir los pensamientos intrusivos y relajarse.
- **Técnicas de visualización**: Imaginar un lugar o una situación relajante puede ayudarle a relajarse mentalmente.
- **Ejercicios de estiramiento**: Incluso unos simples estiramientos pueden ayudar a aliviar la tensión muscular.

Hábitos de vida:

- **Ejercicio regular**: La actividad física libera endorfinas, sustancias químicas cerebrales que actúan como analgésicos naturales.
- **Dieta equilibrada**: Una dieta sana puede ayudar a regular el estado de ánimo y a aumentar la resistencia frente al estrés.
- **Sueño adecuado** : El sueño es esencial para la recuperación física y mental.
- **Limite la cafeína y el azúcar**: Estos estimulantes pueden aumentar la ansiedad.

Apoyo social y emocional:

- **Hable con alguien de confianza**: Comentar sus preocupaciones con un colega, amigo, familiar o profesional puede ayudarle a poner las cosas en perspectiva.
- **Participar en grupos de apoyo**: A veces, compartir sus experiencias con otras personas en la misma situación puede ser beneficioso.
- **Ocio**: Encontrar tiempo para las actividades que le gustan puede ser un soplo de aire fresco.

- **Vacaciones**: Incluso un breve descanso del trabajo puede ayudarle a recargar las pilas.
- **Sesiones con un terapeuta o consejero**: Para algunas personas, hablar con un profesional puede proporcionar herramientas y estrategias adicionales para controlar el estrés.

El estrés es una respuesta natural a los retos y presiones de la vida cotidiana, pero gestionarlo eficazmente es esencial para la salud y el bienestar. Cada persona es diferente, y lo que funciona para una persona puede no funcionar para otra. Por eso es importante experimentar con diferentes estrategias para encontrar las que mejor funcionen para usted.

El equilibrio vida profesional-personal

La conciliación de la vida laboral y familiar es una de las principales preocupaciones de muchos profesionales, sobre todo en campos tan exigentes como la neurología. No se trata sólo de una cuestión de bienestar individual, aunque eso es crucial, sino también de la calidad de la atención prestada a los pacientes. Un cuidador agotado, con exceso de trabajo o emocionalmente agotado no puede proporcionar la mejor atención posible.

¿Por qué es tan crucial el equilibrio?
En neurología, como en muchas otras áreas de la medicina, los días pueden ser largos, los casos complejos y las emociones altas. Está el dolor de ver sufrir a un paciente, el estrés de las urgencias inesperadas, la presión de mantenerse al día de las últimas investigaciones y técnicas, y muchos otros factores que pueden hacer que esta profesión sea especialmente desafiante.

Además, fuera del hospital o la clínica, la vida continúa. Las enfermeras tienen familia, amigos, pasiones y aficiones que también exigen su atención y energía. Ignorar un aspecto de la vida en favor de otro puede provocar una pérdida de sentido, resentimiento, agotamiento o incluso problemas de salud mental.

Encontrar el equilibrio:
- **Establezca prioridades**: Es esencial determinar lo que es realmente importante en su vida y dedicar tiempo a estas prioridades. Esto podría significar rechazar las horas extraordinarias, delegar ciertas tareas o pedir ayuda cuando sea necesario.
- **Establecer límites**: Es crucial tener claro lo que está y no está dispuesto a aceptar en el trabajo. Esto podría significar no responder a los correos electrónicos del trabajo en casa o tomarse descansos regulares durante la jornada laboral.
- **Cuidarse**: El cuidado personal no es un lujo, sino una necesidad. Esto puede significar hacer ejercicio, meditar, leer o cualquier otra actividad que recargue las pilas.
- **Pedir ayuda**: A veces, a pesar de sus mejores esfuerzos, puede resultar difícil mantener el equilibrio. En esos momentos, es esencial buscar apoyo, ya sea de colegas, mentores, terapeutas o entrenadores.
- **Sea flexible**: La vida cambia, al igual que las necesidades y prioridades de cada persona. Es crucial revisar y ajustar regularmente el equilibrio entre su vida laboral y personal para reflejar estos cambios.

Conseguir un equilibrio entre la vida profesional y personal no siempre es fácil, especialmente en un campo tan exigente como la neurología. Sin embargo, con reflexión, apoyo y una atención constante a las propias necesidades y prioridades, es posible encontrar un equilibrio que funcione para usted y sus pacientes.

Capítulo 14

DESARROLLO PROFESIONAL Y CAPACITACIÓN

Formación continua en neurología

Formación continua en neurología
En su interminable búsqueda por comprender y mejorar, la medicina evoluciona constantemente. En neurología, donde se explora uno de los sistemas más complejos del cuerpo humano, esta evolución es aún más rápida y profunda. En este contexto, la formación continua no sólo es recomendable sino imprescindible para todos los profesionales, y en particular para los enfermeros especializados en neurología.

La necesidad de actualizar
La neurología, como muchas otras disciplinas médicas, se caracteriza por la abundancia de investigaciones y descubrimientos. Ya se trate de nuevas técnicas de diagnóstico por imagen, de avances en el tratamiento de enfermedades neurodegenerativas o de desentrañar los misterios de la cognición, este campo está en constante expansión. Para las enfermeras, estar al día significa poder ofrecer los mejores cuidados posibles, utilizando las técnicas más avanzadas y los tratamientos más eficaces.

Disposiciones de formación continua
- **Seminarios y conferencias**: Estas reuniones no sólo sirven para aprender, sino también para debatir e intercambiar experiencias con compañeros y expertos en la materia.
- **Publicaciones especializadas**: Las revistas y periódicos de neurología son fuentes inestimables de información sobre las últimas investigaciones y descubrimientos.
- **Talleres prácticos**: Estas sesiones permiten a las enfermeras familiarizarse con nuevas técnicas o equipos.
- **E-learning**: Con la llegada de las tecnologías digitales, hoy en día existe un gran número de

módulos de formación en línea que permiten un aprendizaje flexible.

- **Certificaciones de especialistas**: La obtención de una certificación en una subespecialidad de neurología no sólo puede profundizar los conocimientos, sino también mejorar la profesionalidad de la enfermera.

La importancia de la curiosidad profesional
Más allá de los conocimientos técnicos, la formación continua cultiva la curiosidad profesional, algo esencial en un campo tan complejo como la neurología. Esta curiosidad anima a las enfermeras a plantearse preguntas, buscar soluciones, desafiarse a sí mismas y, en última instancia, ofrecer unos cuidados de mayor calidad.

La formación continuada en neurología es un enfoque proactivo para mantenerse a la vanguardia de la disciplina. Garantiza que los enfermeros no se duerman en los laureles, sino que busquen constantemente mejorar su práctica, en beneficio de sus pacientes y del avance de sus carreras. En última instancia, en el dinámico y siempre cambiante mundo de la neurología, el aprendizaje es realmente un viaje sin fin.

Integración de nuevas tecnologías

Integración de las nuevas tecnologías en neurología
La neurología, como muchas otras ramas de la medicina, evoluciona constantemente gracias a la llegada de nuevas tecnologías. Estas innovaciones, que van desde la IA hasta los dispositivos médicos más avanzados, han transformado significativamente la atención al paciente, el diagnóstico y el tratamiento de las afecciones neurológicas. La integración de estas tecnologías no está exenta de desafíos, pero allana el camino hacia una

atención más precisa, más eficaz y, en ocasiones, menos invasiva.

La llegada de la imagen avanzada
La neurología siempre ha dependido de las técnicas de imagen para visualizar el cerebro y el sistema nervioso. Hoy en día, gracias a los avances tecnológicos, técnicas como la resonancia magnética funcional, la tomografía por emisión de positrones (PET) y la magnetoencefalografía ofrecen vistas detalladas de la actividad cerebral, lo que permite una comprensión más profunda de las patologías.

La era de la inteligencia artificial (IA)
La IA y el aprendizaje automático han encontrado su lugar en la neurología, sobre todo en la interpretación de los escáneres cerebrales, la predicción de la progresión de la enfermedad y la personalización de los tratamientos. Los algoritmos pueden ahora detectar anomalías sutiles en las imágenes cerebrales, a veces incluso antes de que aparezcan los síntomas.

Telemedicina y teleasistencia
La pandemia de COVID-19 ha incrementado el uso de la telemedicina. Para los pacientes que sufren enfermedades neurológicas, esto ha supuesto consultas regulares sin el estrés y la fatiga de los desplazamientos, especialmente para los que tienen movilidad reducida.

Dispositivos médicos conectados
Dispositivos como los electroencefalogramas portátiles, los wearables que rastrean los parámetros neurológicos y las bombas de fármacos programables ofrecen un seguimiento en tiempo real de los pacientes, lo que permite adaptar los tratamientos a las necesidades específicas.

Cirugía asistida por robot
En procedimientos delicados como la cirugía cerebral, los robots asistidos por IA proporcionan una precisión inigualable, minimizando los riesgos y mejorando los resultados postoperatorios.

Retos y consideraciones éticas
Aunque estas tecnologías ofrecen nuevas oportunidades, también conllevan su parte de desafíos. Las cuestiones relativas a la confidencialidad de los datos, la equidad en el acceso a la atención sanitaria y la formación adecuada de los profesionales sanitarios están en el centro de las preocupaciones. Además, una dependencia excesiva de la tecnología puede correr el riesgo de eclipsar la importancia del examen clínico y la interacción humana.

La integración de las nuevas tecnologías en la neurología es un viaje apasionante que ofrece increíbles oportunidades para mejorar la atención al paciente. Para el personal de enfermería, esto significa formación, adaptación y curiosidad constantes. Pero con estas herramientas a nuestro alcance, el potencial para ofrecer unos cuidados superiores nunca ha sido mayor.

La importancia de la investigación en neurología para enfermeras

La importancia de la investigación neurológica para las enfermeras
La investigación en neurología es una dinámica en constante evolución que busca desmitificar las complejidades del sistema nervioso, dilucidar los mecanismos de las enfermedades neurológicas y desarrollar nuevos tratamientos e intervenciones. Para las enfermeras de neurología, la investigación es mucho más que una simple noticia científica: es un pilar esencial de la

práctica clínica y un factor clave para mejorar la atención al paciente.

Informar la práctica clínica

Los descubrimientos de la investigación aportan pruebas científicas para orientar los cuidados de enfermería. Ofrecen respuestas basadas en pruebas sobre las mejores intervenciones, las nuevas terapias e incluso las mejores formas de comunicarse con los pacientes. Al dedicarse a la investigación, las enfermeras pueden perfeccionar su práctica para ofrecer unos cuidados más eficaces y centrados en el paciente.

Anticiparse y adaptarse al cambio

El campo de la neurología evoluciona rápidamente. Las enfermeras que están al día de la investigación actual están mejor preparadas para anticiparse a las necesidades futuras de sus pacientes, adaptarse a nuevos protocolos e integrar nuevas tecnologías o métodos de tratamiento.

Mejorar la calidad de la atención

La investigación proporciona información crucial sobre los resultados de los pacientes, lo que permite identificar las mejores prácticas, reconocer las áreas susceptibles de mejora e iniciar cambios para mejorar la calidad y la seguridad de la atención.

Contribuir a la profesión

Las enfermeras no son sólo consumidoras de investigación, sino que también pueden desempeñar un papel clave en su realización. Al participar en estudios, recopilar datos o incluso iniciar proyectos de investigación, las enfermeras contribuyen al avance de la profesión, enriqueciendo así los conocimientos de enfermería en neurología.

Defensa de los pacientes

Un conocimiento profundo de la investigación permite a las enfermeras defender las necesidades y los intereses de los pacientes. Pueden asesorar sobre los tratamientos más adecuados, educar a los pacientes sobre las opciones disponibles e incluso influir en las políticas y prácticas de las instituciones médicas.

La investigación en neurología tiene un valor incalculable para las enfermeras. Refuerza su práctica, les equipa para una atención óptima y les posiciona como un actor importante en la mejora de los cuidados neurológicos. Al abrazar la investigación y participar activamente en esta búsqueda del conocimiento, las enfermeras de neurología no sólo se mantienen al día del progreso, sino que le dan forma.

Capítulo 15

TESTIMONIOS Y ESTUDIOS DE CASOS

Estudios de caso
Experiencias de las enfermeras de neurología

1. Una conexión inesperada :
Sarah, una joven enfermera de neurología, fue asignada al Sr. Dupont, un hombre de 60 años al que se le había diagnosticado recientemente la enfermedad de Parkinson. A pesar de los temblores y la rigidez, lo que más afectaba a Sarah era el aislamiento emocional del Sr. Dupont. Un día, trajo una vieja guitarra y animó al Sr. Dupont a tocar, recordando que él le había hablado de su afición por la música. Las sesiones musicales se convirtieron en una rutina, no sólo ayudando al Sr. Dupont a mejorar su motricidad fina, sino también reconectándole con una pasión olvidada, reduciendo así sus síntomas depresivos.

2. La importancia de escuchar :
Marc, un enfermero con experiencia, cuidaba de la señora Lefevre, que padecía una esclerosis múltiple avanzada. Una mañana, cuando parecía especialmente distraída, Marc se sentó a su lado, cogiéndole la mano. Tras un largo silencio, la Sra. Lefevre le confió su temor a convertirse en una carga para su familia. Al tomarse el tiempo de escucharla y tranquilizarla, Marc pudo organizar sesiones de terapia familiar para abordar estas preocupaciones, reforzando así el vínculo familiar.

3. Un signo seguro :
Élise siempre había sido buena observando los pequeños detalles de sus pacientes. Un día, mientras hacía un recorrido por las habitaciones, notó una ligera caída en la cara del Sr. Bernard, un paciente por lo demás sano. Al reconocerlo como un posible signo de apoplejía, alertó inmediatamente al equipo médico. Sus rápidas acciones condujeron a una intervención inmediata, minimizando el

daño cerebral y dando al Sr. Bernard una mejor oportunidad de recuperación.

4. El descubrimiento de una vocación :
Julien, inicialmente enfermera de cardiología, fue trasladada temporalmente a neurología debido a la escasez de personal. Durante su estancia allí, le afectó profundamente la complejidad de los cuidados y el reto intelectual que suponía comprender el sistema nervioso. Un paciente con epilepsia en particular le inspiró por su capacidad de recuperación. Ante un ataque inesperado, Julien siguió los procedimientos, tranquilizando al paciente en todo momento. Esta experiencia le llevó a especializarse en neurología, reconociendo la profundidad y la riqueza de esta especialidad.

Cada día, las enfermeras de neurología se enfrentan a retos que requieren no sólo experiencia clínica, sino también una profunda compasión, escucha activa y capacidad de adaptación. Estos estudios de casos muestran la profundidad de su impacto, marcando la diferencia en la vida de los pacientes mediante gestos sencillos, una observación atenta o una acción decisiva.

Lecciones de situaciones complejas

La sala de neurología, con sus misterios y desafíos, ofrece muchas situaciones que ponen a prueba las habilidades, la resistencia y la empatía de los cuidadores. Estas situaciones, aunque difíciles, también ofrecen lecciones inestimables para las enfermeras. He aquí algunas lecciones extraídas de estos momentos complejos.
1. Cada paciente es único:
Cuando Caroline empezó a trabajar en neurología, aprendió rápidamente que dos pacientes con la misma enfermedad pueden reaccionar de forma muy diferente. Un

paciente con Parkinson puede ser optimista y combativo, mientras que otro puede hundirse en la depresión. ¿La lección? Es esencial abordar a cada paciente como un individuo y personalizar la atención.

2. La paciencia es esencial:
A Alexandre, enfermero, le resultaba difícil comunicarse con un paciente que sufría afasia tras un derrame cerebral. Tras varios intentos frustrantes de comprender las necesidades del paciente, Alexandre se dio cuenta de que tenía que ir más despacio, ser paciente y utilizar métodos no verbales para establecer una conexión. Esta experiencia le enseñó la importancia de la paciencia en neurología, donde los déficits de comunicación son frecuentes.

3. La importancia del trabajo en equipo :
Sophie se encontró desbordada por un paciente con esclerosis múltiple cuyos síntomas empeoraban rápidamente. Rápidamente se dio cuenta de que no podía gestionarlo todo ella sola. Trabajando en estrecha colaboración con neurólogos, fisioterapeutas y trabajadores sociales, Sophie pudo crear un plan de cuidados integrador para la paciente. ¿La lección? La colaboración interdisciplinar es esencial para satisfacer las complejas necesidades de los pacientes neurológicos.

4. La flexibilidad es un punto fuerte:
Cuando Éric se enfrentó a un paciente con epilepsia cuyos ataques no respondían a la medicación habitual, tuvo que adaptar rápidamente su enfoque. Trabajando con el equipo médico, exploraron otras opciones de tratamiento y ajustaron el régimen de medicación. Esto reforzó la convicción de Éric de que la flexibilidad y la adaptabilidad son cruciales en neurología.

5. La dignidad es lo primero :
Nadine recuerda a una paciente con Alzheimer a la que le costaba realizar tareas sencillas. En lugar de hacer estas tareas por sí misma, Nadine se tomó el tiempo de guiar pacientemente a la paciente, preservando su dignidad e independencia. Aprendió que, incluso en los momentos más difíciles, es esencial tratar a todos los pacientes con respeto y dignidad.

La neurología es un campo en el que abundan las incertidumbres y las enfermeras se enfrentan a menudo a situaciones en las que no hay respuestas claras. Sin embargo, estos retos también ofrecen la oportunidad de aprender y crecer como profesional sanitario, reforzando la capacidad de proporcionar unos cuidados excepcionales, incluso en las situaciones más complejas.

Anécdotas y momentos inspiradores

El mundo de la neurología no sólo está lleno de misterios y retos, sino también de momentos conmovedores e inspiradores. Estas anécdotas, a menudo desde el corazón del departamento de neurología, nos recuerdan por qué tantas enfermeras sienten pasión por este campo.

1. El baile de Jeanne :
Jeanne, de 70 años, padecía la enfermedad de Parkinson desde hacía varios años. A pesar de su rigidez y sus temblores, a menudo hablaba con nostalgia de su pasión por el baile. Un día, una de sus enfermeras, Léa, puso una canción de su época y le ofreció su mano. Juntas, bailaron en el pasillo del hospital. Jeanne, con los ojos brillantes, demostró que la enfermedad no siempre puede robar la alegría.

2. La sonrisa de Samuel :

Samuel, un joven de 25 años, se estaba recuperando de un grave accidente de coche. Se había quedado tetrapléjico. Todos los días, Sarah, su enfermera, le animaba con ejercicios y conversación. Una mañana, Samuel movió el dedo del pie. Este pequeño movimiento, que simbolizaba la esperanza y el potencial de recuperación, fue celebrado con lágrimas y risas por toda la sala.

3. El cuaderno de Lucie :

Lucie, que padecía un tumor cerebral, sabía que poco a poco iría perdiendo la memoria. En lugar de rendirse a la tristeza, decidió, con la ayuda de su enfermera Claire, crear un cuaderno. Todos los días anotaban recuerdos, historias y fotos. El cuaderno se convirtió en un tesoro para Lucie y su familia, preservando momentos preciosos a pesar de su enfermedad.

4. El retorno de la voz :

Tras un derrame cerebral, Marc había perdido la capacidad de hablar. Se comunicaba con frustración mediante gestos y miradas. Su enfermera, Fátima, trabajó incansablemente con él, utilizando ejercicios de logopedia e incluso reproduciendo grabaciones de su propia voz. Un día, Marc susurró un simple "gracias". Esa palabra cargada de emoción fue el inicio de su camino hacia la recuperación.

5. Amistad inesperada :

Dos pacientes, Pierre y Ahmed, uno enfermo de Alzheimer y el otro de esclerosis múltiple, se hicieron amigos en una habitación compartida. A pesar de sus diferencias culturales y de la barrera del idioma, encontraron consuelo el uno en el otro. Se reían, jugaban a las cartas y se apoyaban mutuamente. Su amistad recordó a todo el personal que la compasión y la comprensión trascienden todas las barreras.

Historias de triunfos grandes y pequeños, momentos de ternura y resistencia humana puntúan el viaje de cada enfermera de neurología. Estas anécdotas nos recuerdan la importancia de la empatía, la perseverancia y la esperanza en el mundo médico, y refuerzan el deseo de proporcionar cuidados con corazón y pasión.

Capítulo 16

CONCLUSIÓN Y PERSPECTIVAS DE FUTURO

El impacto del progreso tecnológico y enfoque científico de la neurología

En los albores del siglo XXI, el campo de la neurología ha sido testigo de una serie de avances asombrosos, todos ellos posibles gracias al progreso tecnológico y científico. Estos avances no sólo han cambiado la forma en que entendemos el cerebro, sino que también han influido en los enfoques para tratar y cuidar a los pacientes.

1. Neuroimagen :
La aparición de técnicas de imagen avanzadas como la resonancia magnética funcional (IRMf) y la tomografía por emisión de positrones (TEP) ha revolucionado nuestra comprensión del cerebro en acción. Estas herramientas han permitido a los médicos "ver" la actividad cerebral en tiempo real, identificar zonas específicas del cerebro responsables de distintas funciones y detectar anomalías en fases muy tempranas de la enfermedad.

2. Neuromodulación :
Dispositivos como los estimuladores cerebrales profundos, desarrollados inicialmente para tratar la enfermedad de Parkinson, han demostrado su potencial en el tratamiento de otras afecciones neurológicas, como el trastorno obsesivo-compulsivo o la depresión resistente. Estas intervenciones, que modifican la actividad eléctrica del cerebro, pueden mejorar la calidad de vida de los pacientes allí donde los fármacos han fracasado.

3. Telemedicina :
Con el crecimiento exponencial de la tecnología digital, la telemedicina ha permitido a los neurólogos llegar a pacientes de zonas remotas, ofreciéndoles consultas, seguimientos e incluso ciertas formas de terapia a distancia. Esto es especialmente valioso para los pacientes

con enfermedades degenerativas a los que les resulta difícil viajar con frecuencia.

4. Genética y medicina personalizada :
La capacidad de secuenciar el ADN a un coste asequible ha abierto el camino a tratamientos más personalizados en neurología. Se están desarrollando terapias génicas dirigidas para enfermedades como la distrofia muscular y ciertas formas de ceguera genética.

5. Interfaces cerebro-máquina (BMI) :
Estos dispositivos, aún en pañales, prometen transformar la vida de los pacientes paralíticos. Permiten transformar la actividad cerebral en órdenes para dispositivos externos, permitiendo a un paciente tetrapléjico, por ejemplo, controlar un exoesqueleto o un ordenador simplemente con el pensamiento.

La intersección del progreso tecnológico con la ciencia neurológica ha dado lugar a una era de optimismo e innovación. Además de mejorar la precisión diagnóstica y terapéutica, estos avances están aumentando la esperanza de curar enfermedades que antes se consideraban incurables. Para las enfermeras y todos los profesionales sanitarios, esto significa formación continua, adaptación a nuevas herramientas y métodos, pero sobre todo, una oportunidad sin igual de mejorar la vida de los pacientes.

Visión futura del papel de la enfermera en neurología

El panorama médico mundial está experimentando cambios sin precedentes y el campo de la neurología no es una excepción. A medida que avanza la tecnología y se amplía nuestro conocimiento del cerebro, el papel de la enfermera de neurología también evoluciona. En el horizonte, podemos anticipar varias tendencias que influirán en este papel.

1. Educación y formación continuas :
En la era de la información, el aprendizaje nunca se detiene. Las enfermeras tendrán que estar a la vanguardia de los nuevos descubrimientos y tecnologías, lo que exigirá una formación continua y actualizaciones periódicas sobre las últimas técnicas, fármacos y procedimientos.

2. Mayor especialización :
Al igual que la propia medicina, es probable que la enfermería experimente un aumento de la subespecialización. Las enfermeras especializadas en áreas concretas de la neurología, como los trastornos del movimiento, las enfermedades degenerativas o las afecciones pediátricas, podrían convertirse en algo habitual.

3. Integración tecnológica :
Las enfermeras utilizarán cada vez más tecnologías en sus cuidados, desde la monitorización remota de los pacientes hasta el uso de aplicaciones y dispositivos para mejorar su calidad de vida. Esta integración requerirá tanto conocimientos técnicos como la capacidad de adaptarse a las nuevas herramientas.

4. Colaboración interdisciplinar :
La enfermera de neurología trabajará cada vez más con un equipo diverso: neurólogos, terapeutas, trabajadores sociales e incluso ingenieros biomédicos. Esta colaboración interdisciplinar será esencial para garantizar una atención integral al paciente.

5. Papel ampliado en la investigación :
Las enfermeras tendrán la oportunidad, y en algunos casos la responsabilidad, de participar activamente en la

investigación clínica. Su interacción directa y continua con los pacientes les convierte en observadores privilegiados de los efectos de los tratamientos y de las necesidades de cuidados no satisfechas.

6. Atención holística y preventiva :
Con una mejor comprensión de los factores sociales, medioambientales y genéticos que influyen en las enfermedades neurológicas, las enfermeras desempeñarán un papel más importante en la prevención de enfermedades y la promoción de la salud, adoptando un enfoque holístico que tenga en cuenta a la persona en su totalidad.

La neurología, como todas las áreas de la medicina, evoluciona constantemente. Las enfermeras, como pilar central del sistema sanitario, deben adaptarse y evolucionar en consecuencia. Aunque los retos son muchos, el futuro también promete grandes oportunidades para que las enfermeras refuercen su impacto, amplíen sus competencias y desempeñen un papel clave en la mejora de la calidad de vida de los pacientes neurológicos.

Alentar a la próxima generación

La neurología, una de las áreas más fascinantes y en constante evolución de la medicina, promete grandes oportunidades para la próxima generación de enfermeras. Pero, como ocurre con cualquier profesión exigente, es esencial animar, inspirar y apoyar a los aspirantes a enfermeros de neurología para que alcancen todo su potencial.

1. Fomentar la pasión y la curiosidad :
Toda futura enfermera de neurología lleva dentro una pasión por comprender el complejo funcionamiento del

sistema nervioso. Esta pasión, combinada con una curiosidad insaciable, es la piedra angular del éxito en este campo. Animémosles a hacer preguntas, a seguir formándose y a no dejar nunca de aprender.

2. Destacar los éxitos :
Las inspiradoras historias de enfermeras que han marcado la diferencia en la vida de sus pacientes, que han participado en descubrimientos pioneros o que simplemente han superado retos personales, pueden servir de modelo para los jóvenes. Estas historias demuestran que, a pesar de los obstáculos, el impacto positivo está al alcance de la mano.

3. Proporcionar una tutoría sólida :
No se puede subestimar el valor de un mentor en la trayectoria profesional de una enfermera. Los mentores pueden ofrecer consejos, compartir experiencias y guiar a las jóvenes enfermeras a través de las complejidades de la neurología.

4. Adoptar la tecnología :
La generación actual ha nacido en un mundo digital. Al integrar tecnologías innovadoras en la formación y la práctica, no sólo podemos mejorar los cuidados, sino también atraer y retener el interés de las enfermeras jóvenes.

5. Ofrezca oportunidades de desarrollo profesional :
Los talleres, seminarios, becas y prácticas pueden proporcionar a los aspirantes a enfermeros las herramientas y habilidades que necesitan para sobresalir. Estas oportunidades también pueden darles una idea de las distintas especializaciones posibles en neurología.

6. Reforzar el sentimiento de pertenencia :
Crear un entorno en el que todos se sientan valorados, apoyados y escuchados. Fomentar el apoyo mutuo, la

colaboración y el intercambio de experiencias dentro de la comunidad enfermera.

La nueva generación de enfermeras de neurología tiene el potencial de ampliar los límites de lo que sabemos y de lo que podemos conseguir en cuidados. Como profesionales sanitarios, educadores y mentores, es nuestro deber animar, apoyar e inspirar a estas mentes jóvenes y brillantes. La neurología del mañana depende de las semillas que plantemos hoy.

Glosario de términos médicos

Este glosario no es exhaustivo y sólo tiene fines ilustrativos. Para obtener una cobertura completa, será necesario seguir investigando y colaborar con expertos médicos.

1. Afasia: Trastorno que afecta a la capacidad de hablar o comprender el lenguaje, a menudo como consecuencia de una lesión cerebral.

2. Atrofia: Reducción del tamaño o volumen de una parte del cuerpo, aquí se utiliza a menudo para describir una reducción del tamaño del cerebro o de sus partes.

3. Axón: prolongación de las neuronas que sirve para conducir los impulsos nerviosos.

4. Demencia: Disminución progresiva de las capacidades cognitivas, que interfiere en la vida cotidiana.

5. Disartria: Dificultad para articular palabras debido a la debilidad muscular.

6. EEG (Electroencefalograma) : Prueba que mide la actividad eléctrica del cerebro.

7. Encefalopatía: Término general para una enfermedad que afecta a la función o estructura del cerebro.

8. Hemiparesia: Debilidad o parálisis de un lado del cuerpo.

9. IRM (Imagen por Resonancia Magnética) : Técnica de imagen utilizada para visualizar el interior del cuerpo, en particular el cerebro.

10. Meninges: Membranas que envuelven el cerebro y la médula espinal.

11. Neurona: Célula nerviosa especializada en la transmisión de información.

12. Neurotransmisor: sustancia química que transmite los impulsos nerviosos entre las neuronas.

13. Paresia: Reducción de la movilidad muscular, que va de la debilidad a la parálisis.

14. Sinapsis: Zona de unión entre dos neuronas donde se transmiten los impulsos nerviosos.

15. TC (tomografía computarizada): técnica de diagnóstico por imagen que utiliza rayos X para obtener imágenes detalladas del cuerpo.

16. Temblor: Movimiento involuntario y rítmico de una parte del cuerpo.

17. Ventrículos: cavidades del cerebro que contienen líquido cefalorraquídeo.

18. Mielina: Vaina que rodea ciertos axones, facilitando la transmisión de los impulsos nerviosos.

19. Placa: Acumulación anormal de proteínas en el cerebro, a menudo asociada a la enfermedad de Alzheimer.

20. Esclerosis: Endurecimiento o cicatrización de los tejidos, como en la esclerosis múltiple, en la que se ataca la mielina del sistema nervioso central.

Este glosario podría enriquecerse con la adición de otros términos importantes específicos de la neurología o de la práctica de la enfermería neurológica. La colaboración con especialistas en la materia sería esencial para garantizar la precisión y la exhaustividad.

Otras lecturas y recursos

La formación continua y la autoinstrucción son esenciales para la enfermera de neurología, a fin de mantenerse al día de las últimas prácticas, descubrimientos y tecnologías. He aquí una lista de recursos y lecturas recomendados, que puede utilizar como punto de partida para enriquecer sus conocimientos:

Libros de referencia :

Neurología para enfermeras, de Jane Williams - Una exploración exhaustiva de las enfermedades neurológicas, adaptada a la práctica enfermera.

Los fundamentos de la neurociencia por Mark F. Bear, Barry W. Connors, Michael A. Paradiso - Una introducción en profundidad a la neurociencia básica.

Revistas especializadas :

The Journal of Neuroscience Nursing - Publica artículos sobre investigación actual, práctica basada en la evidencia y casos específicos en enfermería de neurociencias.

Práctica clínica en neurología - Presenta artículos sobre la práctica clínica en neurología, incluida la enfermería.

Páginas web :

Federación Mundial de Enfermeras de Neurociencias (WFNN) - Organización que apoya a las enfermeras de neurociencias de todo el mundo.

Asociación Americana de Enfermeras de Neurociencias (AANN) - Ofrece recursos, formación e información sobre las últimas investigaciones.

Seminarios web y cursos en línea :

Revisión de la certificación de enfermería en neurología - Un curso diseñado para ayudar a los enfermeros a prepararse para la certificación en neurología.

Coursera y edX - Estas plataformas ofrecen cursos sobre diversos temas, entre ellos neurología y enfermería.

Conferencias y seminarios :

Reunión anual de la Asociación Europea de Enfermeras de Neurociencias (EANN) - Una oportunidad para aprender, establecer contactos y descubrir las últimas tendencias en neurología.

Conferencia Internacional sobre las Enfermedades de Alzheimer y Parkinson - Una importante conferencia para los interesados en las enfermedades degenerativas.

Otros :

Manual de protocolos neurológicos para enfermeras - Una guía práctica para el manejo diario de los pacientes neurológicos.

Podcasts de neurología - Una forma moderna de aprender sobre la marcha. Existen varios podcasts dedicados a la neurología, sus descubrimientos y la práctica clínica.

También se recomienda unirse a asociaciones profesionales, ya que a menudo ofrecen recursos, formación y oportunidades de establecer contactos para los profesionales. Por último, no hay que subestimar la importancia de la experiencia en el puesto de trabajo; trabajar en estrecha colaboración con mentores y colegas experimentados es una forma excelente de aprender y crecer profesionalmente.